達摩祖師的養生術

南少林易筋經

跟達摩祖師學十二式
柔軟筋骨、保健臟腑的養身功法

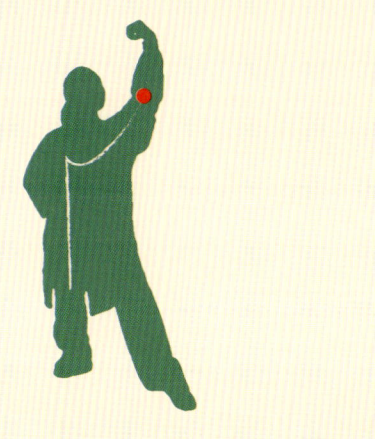
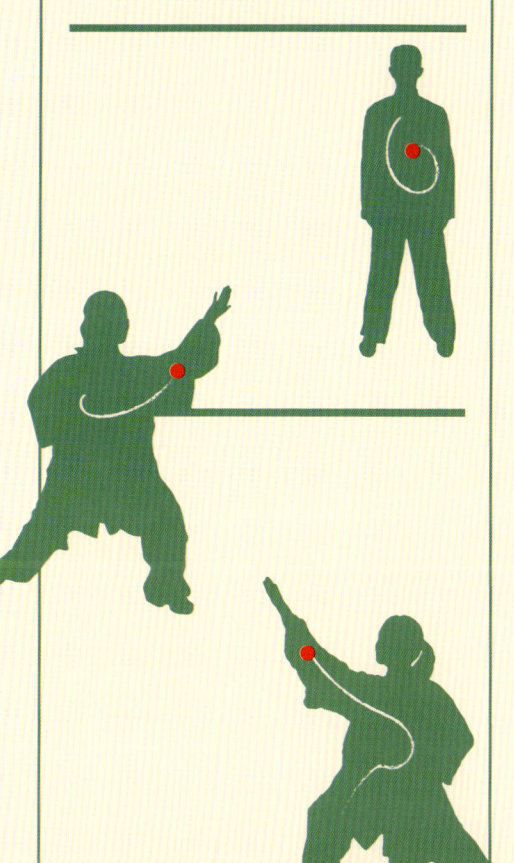

鄔行輝　王嶸　林輝　合著

晨星出版

他 序

　　「醫者易也」，中醫起源於中國哲學《周易》，易者乃陰陽之道，有變通、更換之意；筋指人體筋肉、筋膜、經絡。易筋術乃採用導引、按摩、吐納等中國傳統功夫打通身體因病變導致筋肉、筋膜及經絡阻滯的醫療技術。目前考證最早的《易筋經》版本是清道光年間、來章氏的《少林寺易筋經》，相傳源自於號稱「禪功之源」的北少林達摩祖師，而該書中有明代天台紫凝道人為《易經經義》題的跋語。南少林是唐初嵩山少林寺「勇救唐王」十三棍僧之一的智空大師入閩建立，與北少林一脈相承。南少林易筋術融合佛、道、醫三家精華，內功吸收道家導引養生術，技法與佛家少林武術功夫相結合，治則遵循「伸筋撥骨、氣血平和」的中醫原理。

　　本書由福建中醫藥大學鄢行輝教授撰寫，鄢教授擅長醫武結合，在全面展現南少林易筋術原貌的同時，針對現代生活的特點和需要，突出了其養生保健的功能，為讀者提供了一套簡便易學的養生功法，可以有效解除生活中遇到的身體痠痛的症狀。

　　全書分為三部分，第一部分運用功法中的調身、調息、調心來解析其對健康的作用；第二部分對南少林易筋經十二式功法進行詳細介紹，旨在保存和還原功法的本來面目及其養生價值；第三部分根據南少林骨傷流派學術傳承和多年的實踐經驗，講解南少林易筋術對身體各部位伸展，修復身體損傷及其消除筋骨痠痛的方法，並輔以完整的演練指導。

以「筋骨痠痛、易筋搞定」為主題的《南少林易筋經》付梓之際，作者囑余寫序。余拜讀大作後，深感內容博大精深，既傳承古今，又融匯「禪、醫、武」結合的南少林骨傷流派學術特色，圖文並茂，內容通俗易懂，實難能可貴。手此一卷，按圖索驥，認真閱覽，反覆練習，將終身受益。

王和鳴

・王和鳴・

福建省骨傷研究所所長、福建中醫藥大學教授、主任醫師、博士生導師。中國國家人事部有突出貢獻專家，享受中國國務院政府特殊津貼，福建省優秀專家、福建省名中醫、中華中醫藥學會「中醫骨傷名師」，第四批、第六批全國老中醫專家學術經驗繼承班指導老師、全國名老中醫專家傳承工作室負責人、全國中醫學術流派傳承建設單位「南少林骨傷流派傳承工作室」負責人。兼任海峽南少林手法醫學協會創會名譽會長、世界中醫藥學會聯合會第三屆骨傷專業委員會執行會長、中國中西醫結合學會骨科微創專業委員會創會名譽主任委員、中華中醫藥學會骨傷科分會顧問等職。主編國家級規劃教材《中醫骨傷科學基礎》、《中醫骨傷科學》及其他專著二十餘部，發表學術論文百餘篇，主持國家自然科學基金及部、省級課題二十餘項，獲部、省級教學與科技進步獎十餘項、國家發明專利四項、實用新型專利一項。擅長以手法與中醫藥治療骨傷、脊椎病及各種骨關節病。

CONTENTS

【他序】……………………………………………………… 2

第1章 ● 三調方法：從三個層面調整健康

調身法──骨正筋柔 …………………………………… 8
調息法──氣血自流 …………………………………… 18
調心法──心神安定 …………………………………… 22

第2章 ● 南少林易筋經：自我修復十二式

▶ 十二式連續示範影片 ………………………………… 30
　十二經筋與十二式縱覽 ……………………………… 31
▶ 第一式　**拱手環抱**──手太陰經筋的伸展……… 43
▶ 第二式　**兩臂橫擔**──手陽明經筋的伸展……… 46
▶ 第三式　**掌托天門**──足陽明經筋的伸展……… 49
▶ 第四式　**摘星換斗**──足太陰經筋的伸展……… 51
▶ 第五式　**出爪亮翅**──手少陰經筋的伸展……… 55
▶ 第六式　**倒拽九牛尾**──手太陽經筋的伸展…… 58
▶ 第七式　**九鬼拔馬刀**──足太陽經筋的伸展…… 63

▶ 附有影片。

- ▶ 第八式　三盤落地　——足少陰經筋的伸展⋯⋯⋯⋯ 67
- ▶ 第九式　青龍探爪　——手厥陰經筋的伸展⋯⋯⋯⋯ 71
- ▶ 第十式　臥虎撲食　——手少陽經筋的伸展⋯⋯⋯⋯ 76
- ▶ 第十一式　打躬勢　——足少陽經筋的伸展⋯⋯⋯⋯ 81
- ▶ 第十二式　掉尾勢　——足厥陰經筋的伸展⋯⋯⋯⋯ 84

第3章　南少林易筋術：快速消除痠痛

消除頸部痠痛的易筋術⋯⋯⋯⋯⋯⋯⋯⋯⋯⋯⋯⋯ 92

消除肩部痠痛的易筋術⋯⋯⋯⋯⋯⋯⋯⋯⋯⋯⋯⋯ 97

消除手臂痠痛的易筋術⋯⋯⋯⋯⋯⋯⋯⋯⋯⋯⋯⋯ 101

消除腰、背部疼痛的易筋術⋯⋯⋯⋯⋯⋯⋯⋯⋯⋯ 105

消除髖部疼痛的易筋術⋯⋯⋯⋯⋯⋯⋯⋯⋯⋯⋯⋯ 110

消除膝蓋、大腿疼痛的易筋術⋯⋯⋯⋯⋯⋯⋯⋯⋯ 115

【作者簡介】⋯⋯⋯⋯⋯⋯⋯⋯⋯⋯⋯⋯⋯⋯⋯⋯ 119

第1章

三調方法：
從三個層面調整健康

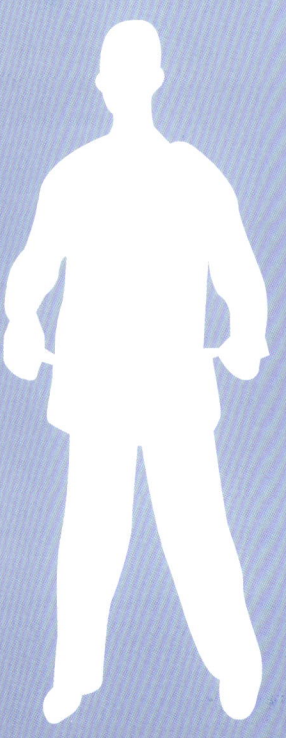

調身法──骨正筋柔

身體端正（調身）、呼吸深長勻細（調息）和心神寧靜（調心），有人稱其為練功要旨，也有人稱為三大要素。三者之間有相互依存和相互制約的關係：**調身是基礎，調息是中介，調心主導調身和調息。**

身體端正的要領在於調身。所謂調身，就是有目的地把自己的形體控制在受意識支配的一定姿勢和一定動作範圍之內，透過練習以達到「外練筋骨皮，內練一口氣」，使身體處在動態的平衡之中。

人的姿勢千變萬化，但不外乎行、臥、坐、立四種基本形態，古人稱「四威儀」，並要求「行如風、站如松、坐如鐘、臥如弓」，這些也是養生所要求的。調身主要是注重身形和身體運動，同時強調呼吸和意識的配合，這種功法有利於改變身體形態，使身體強壯。

調身主要有兩種方法：一是在練形中調身到最不舒服的狀態，如在導引動功及站樁時降低功架（姿勢與動作），一般適合青少年以及體質好、無殘疾者，這樣可以提高功力；二是練形調身到最舒服狀態，如自然站、臥功等，一般適合老年人及體質弱者，以達到養身延年的目的。

姿勢選擇的恰當與否和治病強身的最終效果密切相關。例如，高血壓、青光眼、頭痛頭脹、肝陽上亢型的病人，宜採取站式；消化性潰瘍、慢性結腸炎、胃腸功能紊亂的病人，宜採取坐式；老年體弱、極度衰弱的虛證病人，宜採取臥式。

調身的姿勢主要分為**坐式**、**臥式**和**站式**三種類型。

・坐式・

▶ 平坐式

取一張高度適宜的凳子或椅子，1/2 的臀部坐在凳面上，頭身正直，下頜微收，口眼輕閉，舌抵上顎，鬆肩含胸，直腰收腹，兩腳分開、與肩同寬、平行踏地，上身與大腿、大腿與小腿的夾角均成 90度。兩手自然抬起，放在兩大腿中部。

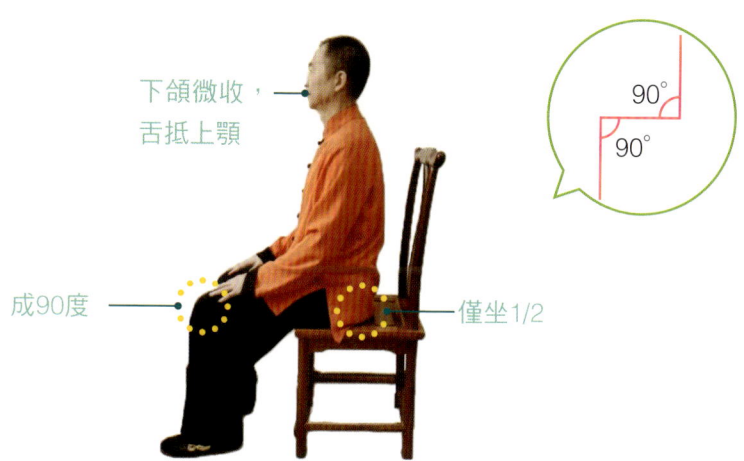

POINT

- 平坐式是最普通、最常見的一種坐式，適應性廣，除了體質極為衰弱的病人不能持久之外，一般人均可採用。

▶ 靠坐式

　　取一張椅子或沙發，除了臀部滿坐、背部輕抵椅背之外，其他要求均與平坐式相同。

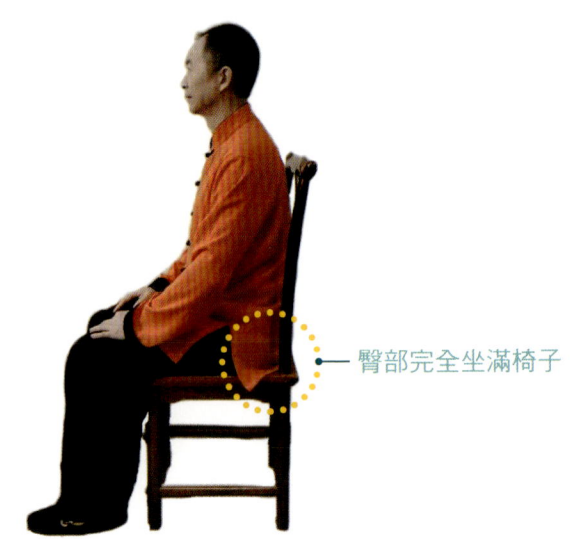

臀部完全坐滿椅子

POINT

- 靠坐式比平坐式更省力，身體能更放鬆，且時間持久，所以特別適合年老體弱者。

▶ 盤坐式

選擇椅面較大的木製矮方椅、普通的床或地毯，在上面盤坐皆可。

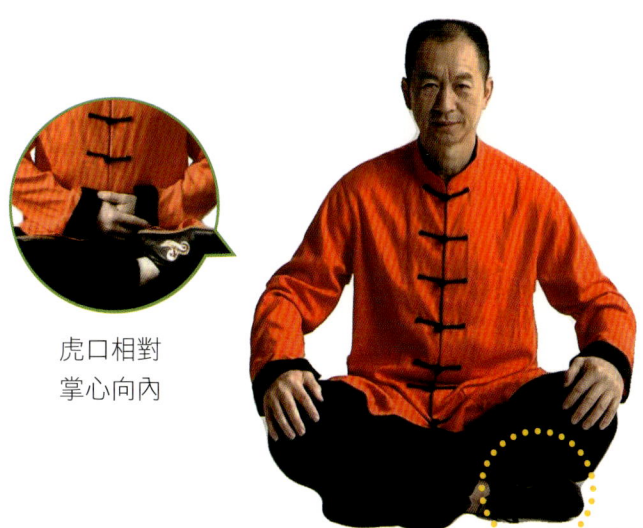

虎口相對
掌心向內

腳掌放在大腿下方

▶ 自然交叉盤

上半身要求基本與平坐式相同，只是兩手自然重疊，虎口相對、掌心向內，放在腹部丹田處；臀部略墊高 3～5 公分，兩腿自然交叉盤起，兩腳交叉放在兩大腿下面。

▶ 單盤

將右腳放在左大腿上（或將左腳放在右大腿上），兩小腿上下重疊。其餘均與自然交叉盤的姿勢相同。

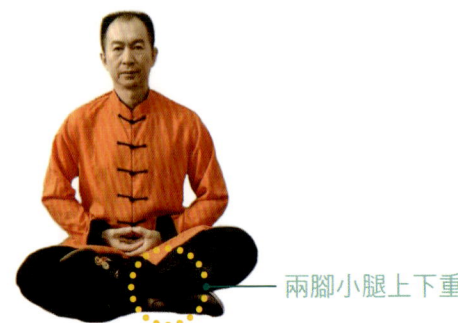
— 兩腳小腿上下重疊

▶ 雙盤

將左腳置於右大腿上，然後再搬起右腳，置於左大腿上，兩腳底朝上。其餘均與自然交叉盤的姿勢相同。

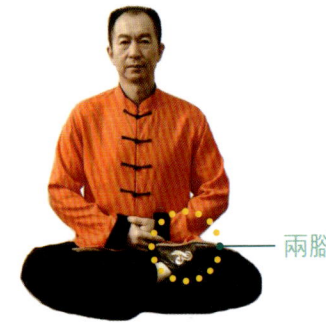
— 兩腳底朝上

POINT

- 以上兩種盤式的特點是：姿勢穩定，易於寧神定志。但是，由於下肢屈曲緊繃會影響血液循環，因此較少採用。

▶ 仰臥式

　　面朝天，平臥於床上，枕頭高度適宜，口眼輕閉，舌抵上顎；雙臂自然伸直，雙手掌心朝下，分別放在身體兩側或雙手虎口交叉重疊、掌心朝下放在腹上；兩腿自然伸直，兩腳分開與肩膀同寬，也可以將一腳後跟扣在另一腳踝上。

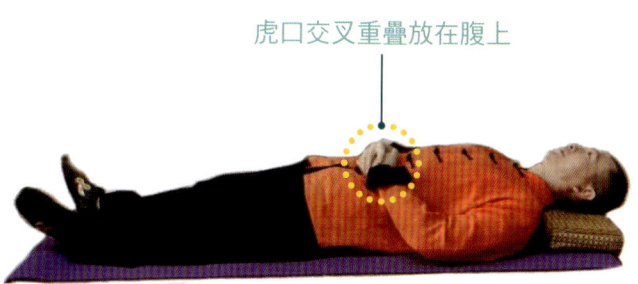

虎口交叉重疊放在腹上

POINT

- 此式適合年老體弱者和神經衰弱症患者在睡前練習的功法。缺點是容易昏沉入睡，影響練功效果，所以要逐步過渡到坐式。
- ＊注意：高血壓病人不宜採用此式。

▶ 側臥式

　　側身臥於床上（左右均可，一般採用右側臥）。以右側臥為例，腰部稍彎成弓形，頭略往胸前收，枕頭高度適宜，口眼輕閉，舌抵上顎；左手臂自然放在身體側面，手掌放在左髖側上；右臂彎曲，手心朝上，置於枕上；右腿自然伸直，左腿彎曲擱在右腿上。

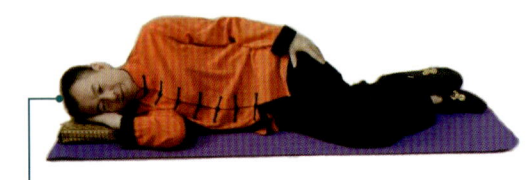

頭略往胸前收

POINT
- 此式作用與仰臥式同，優點是比仰臥式更容易放鬆。由於腹肌的鬆弛，更易於形成腹式呼吸。

▶ 半臥式

　　在仰臥式的基礎上，將上半身及頭部墊高，斜靠在床上，也可以膝蓋底下墊物。其餘均與仰臥式的姿勢相同。

POINT
- 此式適宜於心臟病、哮喘患者以及體力衰弱的病人。

・站式・

▶ 自然式

兩腿分開、與肩同寬或略比肩窄、平行站立，兩膝微屈；頭正身直，下頷微收，百會承天，雙目平視，面帶微笑，舌抵上顎；沉肩含胸，鬆腰收胯，命門打開，收腹提肛；兩手自然下垂放於身體兩側。

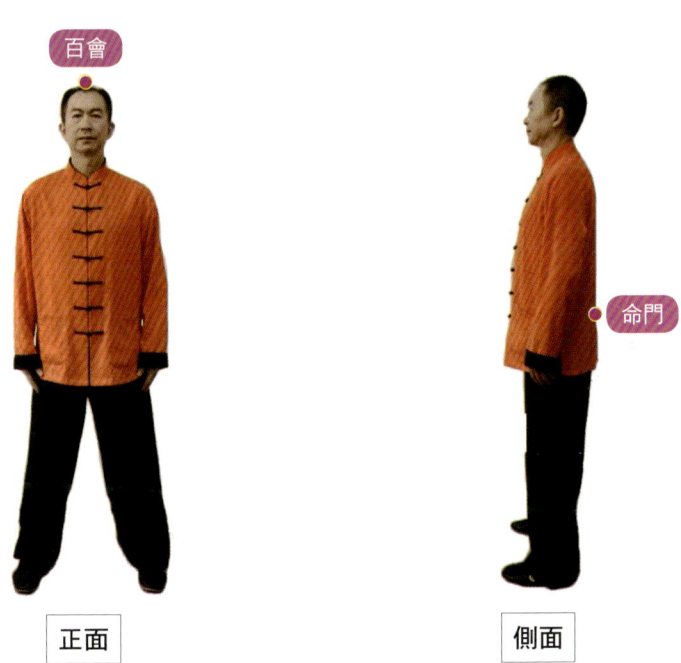

正面　　　　　側面

POINT
- 站式練功有清心降壓、寧神定志的作用，一般病人均可採用，體弱者可與坐、臥式交替使用。

▶ 三圓式

兩腳分開、與肩同寬，腳尖往內扣成半圓形，屈膝下蹲，高低量力而行，膝蓋垂線不超過腳尖；兩臂抬起彎曲成環抱狀，高與胸平，兩手手指均張開彎曲，掌心相對如抱球狀；其餘要求均與自然式相同。所謂「三圓」，即**足圓**、**臂圓**、**手圓**。

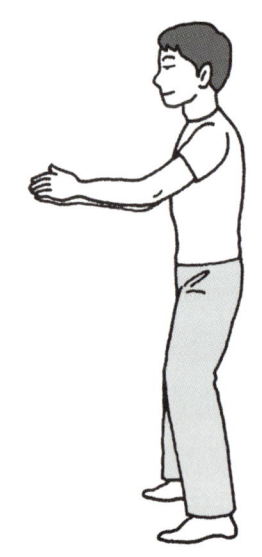

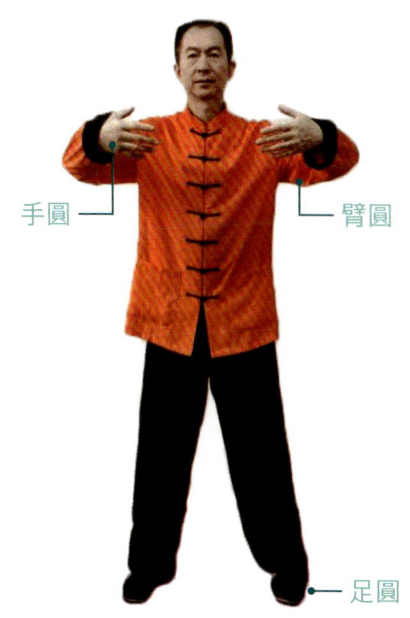

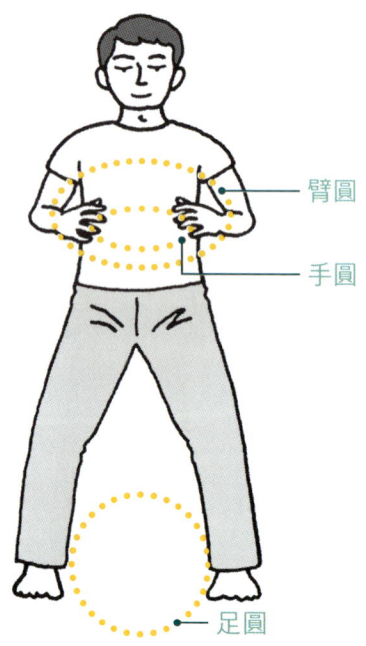

POINT
- 此式對調理、疏通督脈和補氣升陽有獨特功效。在練功姿勢上，屬「補」的一種，對虛證病人有一定療效。

▶ 下按式

兩腳分開、與肩同寬、平行站立；兩臂下垂微屈，兩手下按，掌心朝下，手指向前，置於兩髖旁。其他要求與自然式相同。

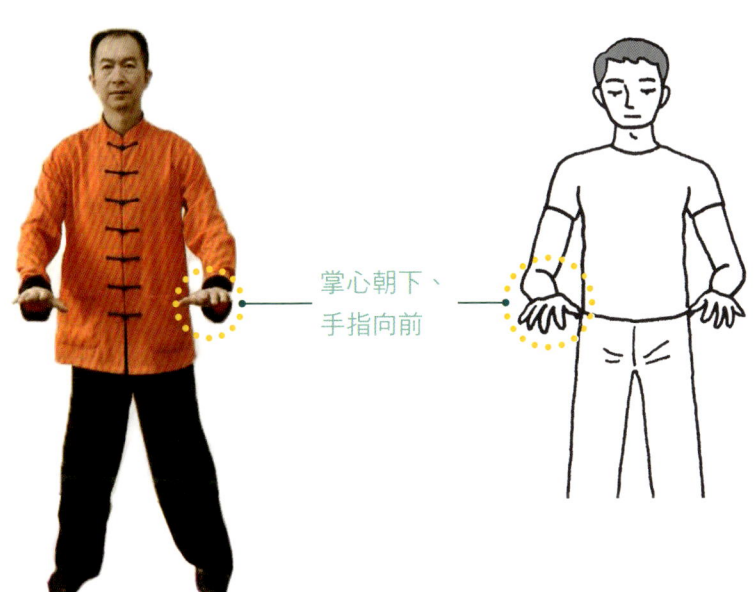

掌心朝下、手指向前

POINT
- 此式意念朝下，加上兩掌心、兩足心，稱為「五心朝地」。此式對實證病人有一定療效。

調息法──氣血自流

所謂調息，就是調整呼吸的方式、速度、節奏、強弱等，呼吸在古代被稱為「吐納」，是練功中的重要環節之一。古人說：「一呼一吸為一息，不呼不吸亦為息。」這句話的意思就是說，我們平時沒有特別注意自己的呼吸，但呼吸客觀存在。而在鍛鍊時，我們就要有意識地注意自己呼吸的調整，選擇和掌握適合自己身體情況的呼吸方法，盡可能地多攝取和利用空氣中的氧氣，排出身體代謝的廢氣，這對培育人的真氣、強化臟腑各器官組織的功能、促進人體的健康等，都有很大的作用。所以，歷代養生家都非常重視呼吸的練習。

調息可以在一定程度上使人除了大腦以外的其他部位、器官，產生特殊的變化。調息也可以支持調身，這是因為在練形調身的過程中需要氧氣和其他物質，這些都離不開呼吸的作用。調息中的腹式呼吸有利於呼吸肌肉的訓練。練功時，注意呼吸的出入，使腹肌、橫膈肌不斷地收縮和擴張，這首先加強了胃腸的蠕動，進而帶動了肝、腎、脾等內臟的活動，可以增加肺的通氣量和加快吸氧排碳的生命活動過程，改變和加速全身的血液循環，促進消化和營養的吸收，調整各內分泌系統的功能，增強身體的抗病能力。所以，練功時注意呼吸的調整，不僅能加強肺功能，還改善了其他臟器的功能。

《黃帝內經》中指出「肺者氣之本，主人體一身之真氣」、「脈氣流入諸經，諸經經氣歸於肺」。肺是一個獨立的代謝器官，具有維持體內環境的作用，它與人體的新陳代謝和多種激素的分泌有密切的關係，

也影響人體的生長、發育、生殖和免疫系統功能的加強和變化。

調息的方法主要有以下幾種。

・自然呼吸法・

自然呼吸法是指人們按照原來的呼吸頻率和呼吸方法進行呼吸，只是更為柔和，每分鐘 16 次左右。要求順乎自然，柔和均勻，絲毫不用力，不加意念支配，採用鼻吸鼻呼法、鼻吸口呼法都可以。此法適用於初學者和慢性病患者。

・腹式呼吸法・

腹式呼吸增強了橫膈肌運動，讓胸腔容積增大，氣體進出量增加。它可以使呼吸完全，功能性肺餘量減少，尤其可以改善雙肺下部的通氣功能，所以對呼吸系統的疾病有較好的療效。由於加強了腹肌的收縮和放鬆，對腹腔內臟器官有一定的按摩作用，有助於消化吸收，因此對消化系統疾病也有良好的治療作用。

順腹式呼吸法 吸氣時，腹部隆起；呼氣時，腹部緩慢回收。
逆腹式呼吸法 吸氣時，腹部輕輕凹陷；呼氣時，腹部放鬆、緩慢還原。

・停閉呼吸法・

在呼氣和吸氣之間，或者吸氣和呼氣之間，停閉片刻，稱為「停閉呼吸法」。這種呼吸法能充分擴展肺泡，有利於氣體在肺泡中的交換，從而改善肺功能，增強對身體的供氧能力。停閉呼吸時，由於大量地增加了腹腔內壓，所以對消化系統的疾病也有直接的治療作用。

・鼻腔噴氣法・

這是一種鼻吸鼻呼法。先吸氣，鼻孔微微張開，眉毛輕輕上抬，要求**緩、長、勻、深**。得法時，會有氣在鼻腔中的回蕩聲，有吸氣直入丹田的感覺，腹部隆起，胸部不動；呼氣時，鼻腔收縮，速度略快，氣體噴出有聲，同時腹部收縮，協同逼氣外出，自然提肛。這種呼吸法的呼吸量大，氣感足，有益氣升陽、填補下焦元氣的強壯作用；但對於體質過於虛弱的人，以及高血壓、心臟病患者就不適宜，故要慎用。

三吸一呼法、三呼一吸法

此兩種均為鼻吸鼻呼法。三吸一呼是連續三次短的吸氣，一次長的呼氣；三呼一吸是連續三次短的呼氣，一次長的吸氣。這是根據吐納的補瀉作用而設計的呼吸方法。三吸一呼，由於吸多呼少，作用偏補；三呼一吸，呼多吸少，作用偏瀉。兩種呼吸法都可以加強腹式呼吸作用，加強丹田的聚氣和儲能作用，加強脾、胃、心臟等內臟的功能。這種呼吸法適用於有各種內臟疾病和癌症病人，但要辨別虛實來選用。

三吸一呼法 作用偏補。
三呼一吸法 作用偏瀉。

大呼大吸法

此為古代吐納、導引採用的一種呼吸方法。具體做法是鼻子用力吸氣，用鼻口呼氣，每一吸一呼都要求盡量延長時間，盡可能加大氣體出入量，並且呼和吸都要發出較大聲音，這是一種以擴大肺活量為主的呼吸法。此法能強化體質，調動內氣，適用於體質較強的練功者；對一些罹患慢性疑難雜症和久病不癒、但體質尚未衰弱的患者，也有一定的治療作用。

調心法──心神安定

調心是練功的重要環節，它包括意念、感覺、情緒等方面的調整。調心就是讓練功者把注意力集中到身體某一部位、某一練功姿勢、某一事物或某一詞義上來，才能安靜練功，不斷地排除雜念，進而達到放鬆身體以及讓大腦入靜的狀態。

大腦的入靜，就是雜念不生，意識思維相對集中，進入到非常輕鬆、舒適、寧靜的愉快境界。這種入靜狀態，能放鬆身體，使得全身氣血流暢。如此一來，對於激發調動人體內在的潛能，誘發聚集人體內部的真氣、元氣具有重大作用，同時能更好地調整身體功能紊亂的情況，修復身體的病理狀態，恢復身體的動態平衡，讓身體往正常方向轉化。

調心就是要排除掉各種不利於身體健康的情緒變化和思想雜念，做到清心寡慾，創造一個美好的內環境，以抵禦各種外界因素對身體的不良刺激。

以下是幾種調心的方法。

・默念字句法・

　　默念字句法是指在練功中，用意念去默誦選定好的句子，不需要念出聲來的一種練功方法。透過默念字句，逐漸放鬆身體；若身體已放鬆，默念字句則可以集中意念，讓大腦逐漸安靜下來。操作方法是：吸氣時，默念「靜」；呼氣時，默念「鬆」。或者，吸氣時，不默念；呼氣時，默念「靜坐使我健康」等字句。另外，也可以是在吸與呼或呼與吸之間，停頓呼吸來默念字句。總之，選擇默念的字句要簡單，詞義要輕鬆、愉快。

・意守部位法・

　　集中注意力在身體的某一部位上，稱為「意守」。常用的部位，大都是經絡上的主要穴位。這種意守，一方面是為了更好地排除雜念，另一方面可以打開穴位，疏通經氣，加強體內氣血的運行和臟腑功能。以下介紹一些主要部位及作用。

丹田　古代練功家對練功時進行意守的一個部位的名稱，常分為上、中、下丹田。

意守部位

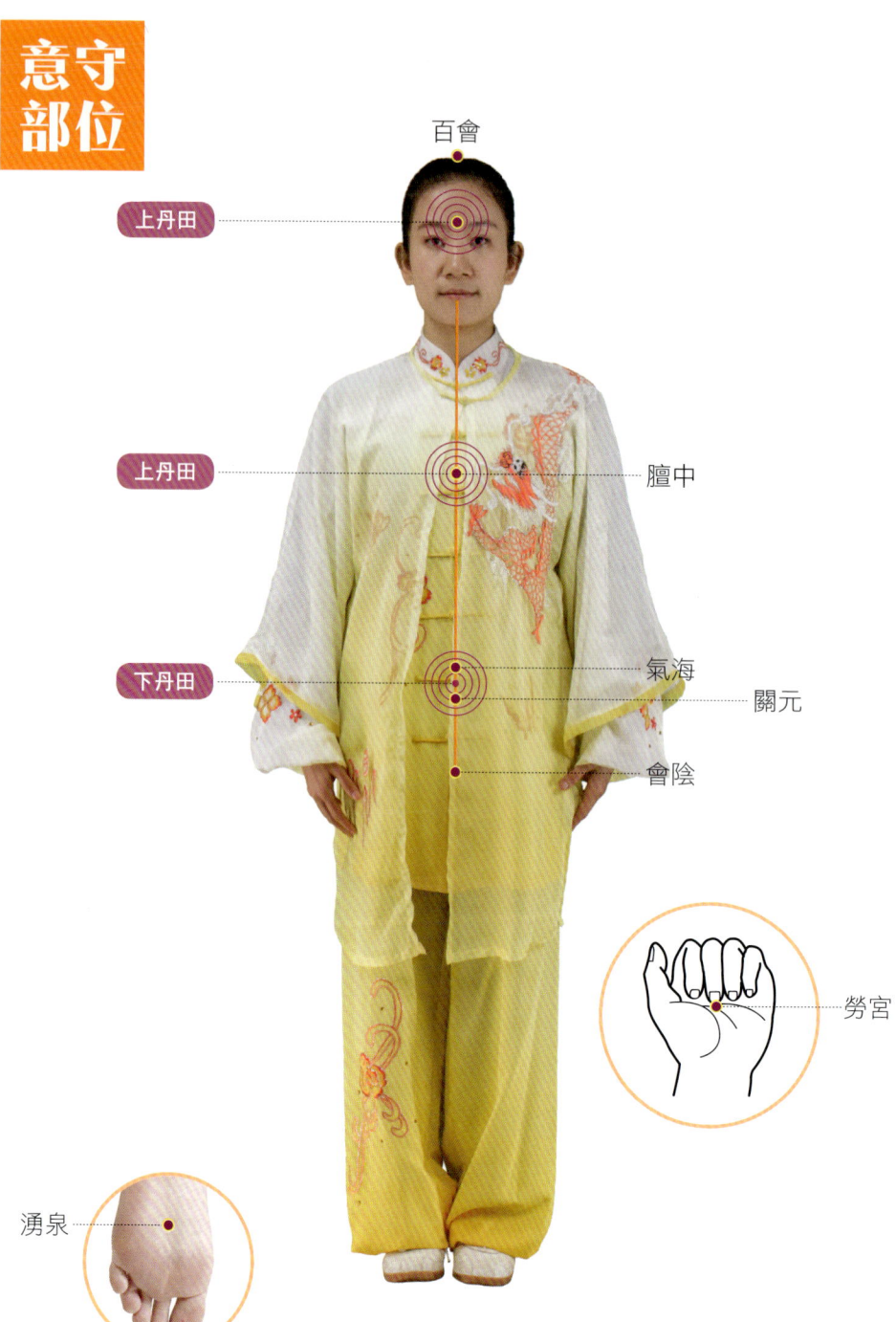

- 百會
- 上丹田
- 上丹田
- 膻中
- 下丹田
- 氣海
- 關元
- 會陰
- 勞宮
- 湧泉

百會

命門

第 1 章 三調方法：從三個層面調整健康

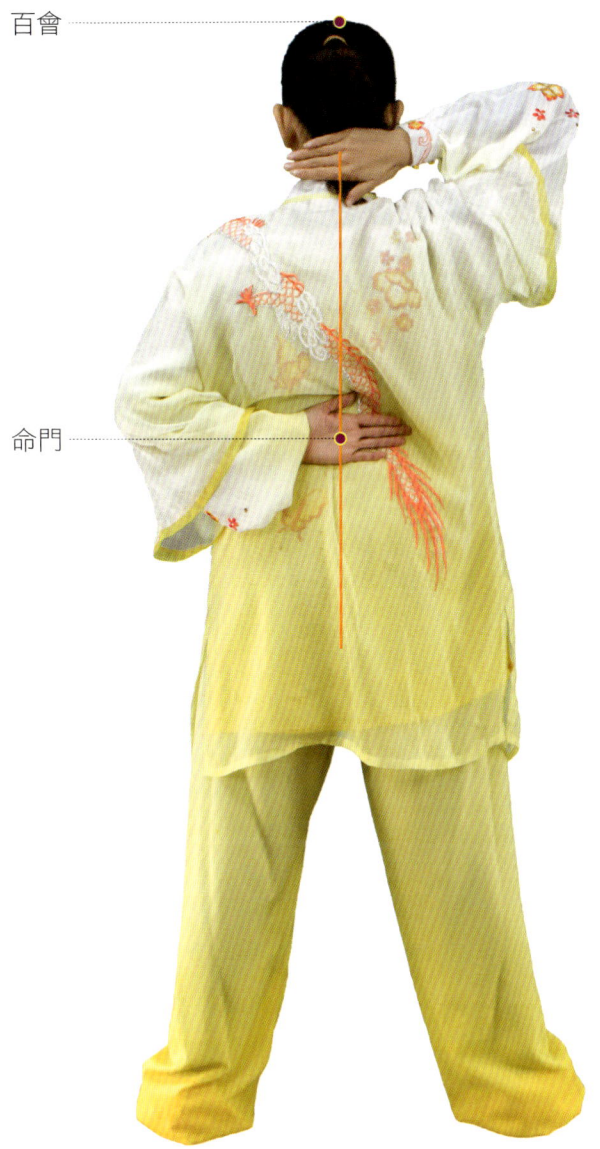

- **上丹田** 位於兩眉心以及額頭正中間。此處內部是大腦的額葉，與人的形象思維有關，是許多益智健腦、開發潛能的功法常用的意守部位。
- **中丹田** 位於兩乳之間、胸窩中央凹陷處，也就是膻中穴部位。從解剖結構上看，胸腺恰好位於此處。胸腺屬於人體內分泌腺體，與人體免疫功能有關，在人出生後就逐漸萎縮。意守中丹田有調整內分泌功能的作用。因此，一些內分泌疾病患者或婦女會在練功時，經常意守此部位。
- **下丹田** 位於臍下以氣海穴、關元穴為中心的下腹部。古書介紹此處是五臟六腑之本、十二經脈之根，意守此處有充實元氣、強壯身體的功用。從現代解剖學來看，此處是小腸的處所，小腸是人體消化食物和吸收營養的主要部位，是全身能量的供給站，這與古人把下丹田作為匯聚、儲存真氣部位的認知一致。

命門 督脈經穴位，在第二腰椎棘突下，兩腎俞穴中間，為「生命之源，相火之主，精氣之府」。兩腎之間動氣會合於此，與腦下垂體、腎上腺、性腺有密切關係，是氣功中練氣、練精的重要部位，為中醫辨證屬腎的陰、陽、氣、精等方面疾病患者，經常意守的部位。

會陰 在前後兩陰之間，亦稱為「海底」。它與性腺、性功能、生殖功能有密切關係，是「練精化氣」的重要部位，可作為性功能低下患者的意守部位，對性慾淡漠、滑精早洩、男女不育等症，有一定作用。

百會　為頭頂正中最高處。此處為諸陽之會，與人體的陽氣極為相關。意守此處有升陽益氣、提神醒腦的作用。臨床上，低血壓、氣虛下陷、精神萎靡、倦怠乏力等患者，可經常意守百會，但高血壓、肝陽上亢的病人禁用。

湧泉　在腳底中線前 1/3 處，為人站立時的最低點，為足少陰腎經的井穴。意守此處有鎮靜降壓等作用。臨床上，適用於高血壓、肝腎不足的陰虛火旺、肝陽上亢、心火上炎等上半身疾病患者意守，即謂「上病下取」之意。

勞宮　握拳時，中指尖端所對的地方即為勞宮，為心包經的穴位，適用於心神不寧的患者。在導引鍛鍊時，是練氣、聚氣、運氣、布氣的重要部位。

・注意呼吸法・

數息法　數呼吸的次數，可從一數到十或百，周而復始；可以數吸不數呼，也可以數呼不數吸。

聽息法　靜心細聽自己的呼吸是否細長而均勻，不計次數。

隨息法　意念隨呼吸氣的出入，不計次數。

內視法

眼簾下垂或輕閉,目不外視,往內返觀,可內視丹田、心肺等五臟六腑。注意內臟的活動,可以加強內臟的功能。

觀想法

觀想法即觀想自然界的外景。外景可以是生態景觀如青松、花草、山川、河流、大海、藍天等,也可針對疾病來選擇適合的外景。例如,陽虛內寒的病人,宜觀想明媚溫暖的陽光;陰虛內熱的病人,宜觀想寧靜涼爽的夜空;陽盛火旺的病人,宜觀想冰天雪地的冬天;陰盛水寒的病人,宜觀想驕陽烈日的夏天等,這和中醫「熱者寒之,寒者熱之,溫者涼之,涼者溫之」的治療原則一致。

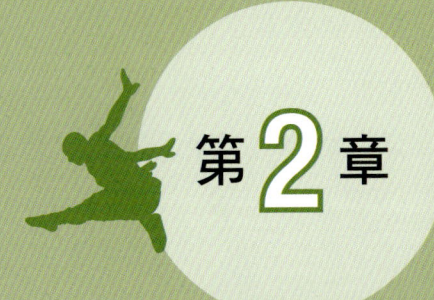

第2章

南少林易筋經：
自我修復十二式

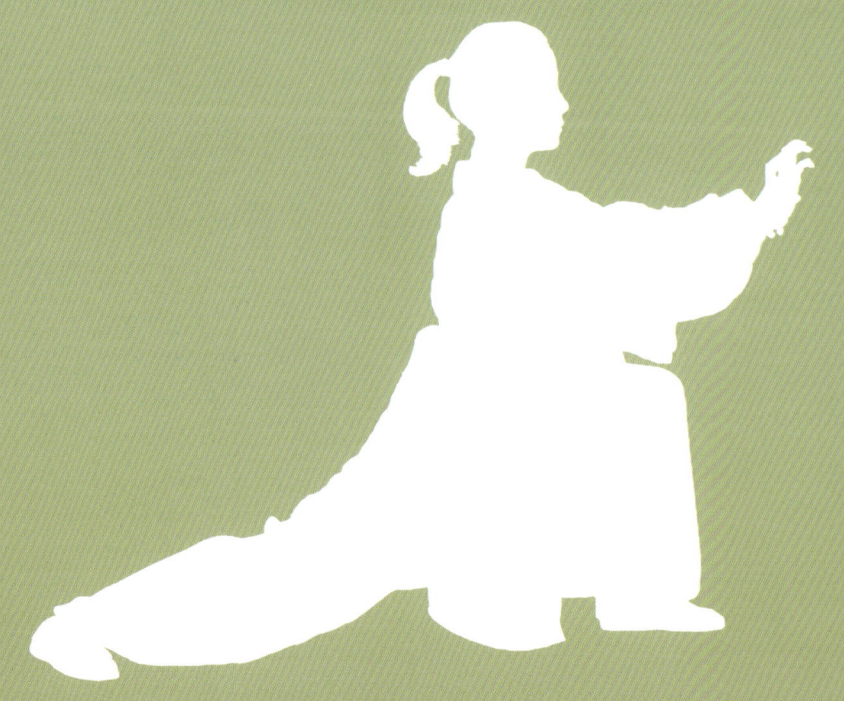

十二式連續示範影片

掃描底下的 QR Code 可觀看南少林易筋經十二式的三種連續示範影片。在之後的各章節當中，將對每一式進行詳細講解，並有個別的示範影片。

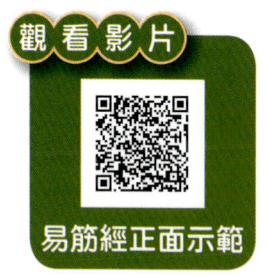

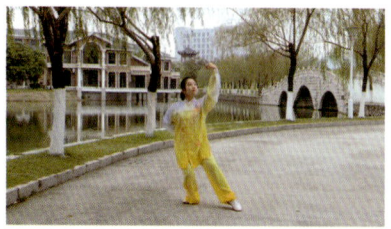

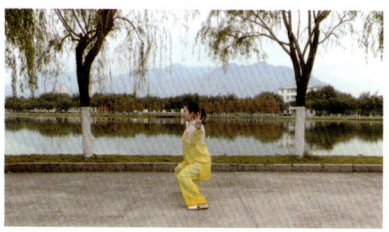

十二經筋與十二式縱覽

以下各圖中,紅色標出的部位是該式會伸展到的經筋。

手太陰經筋

拱手環抱

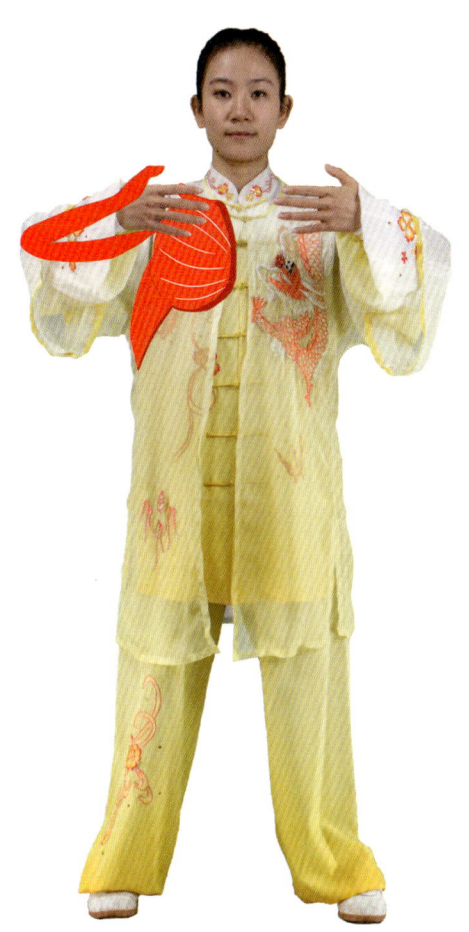

手陽明經筋

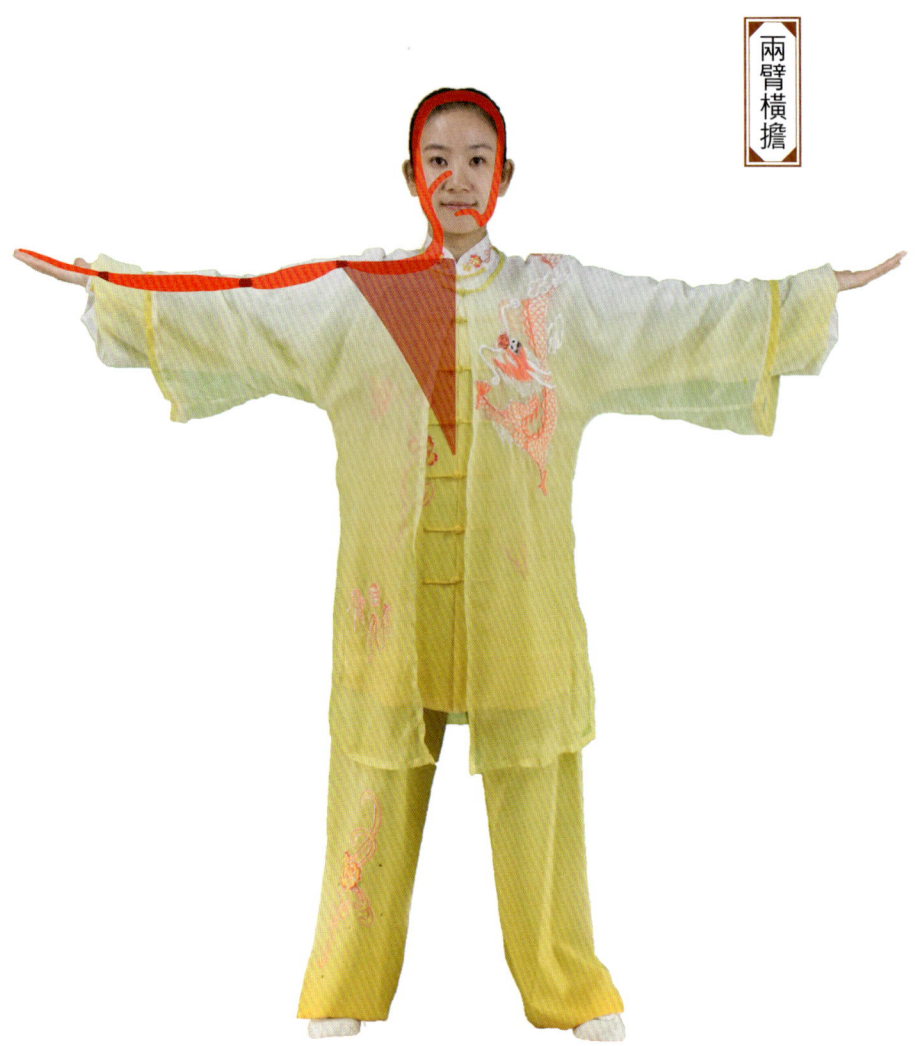

兩臂橫擔

足陽明經筋

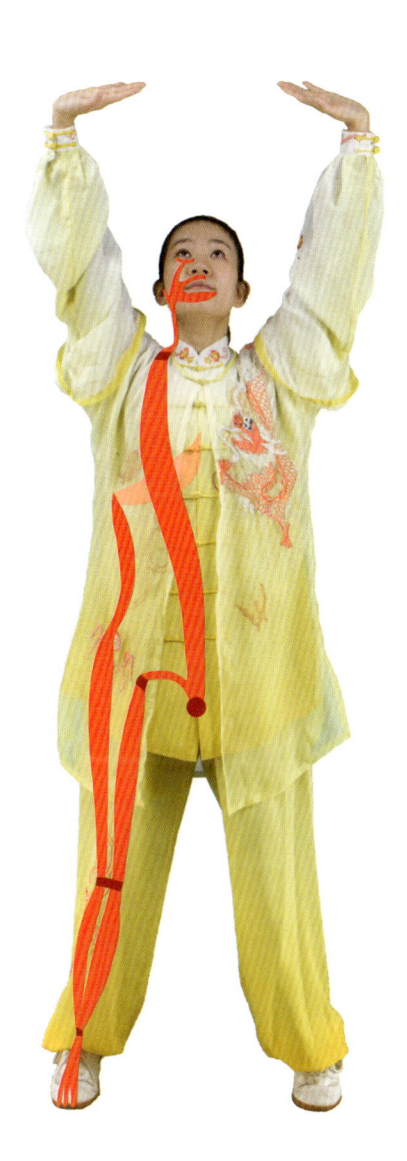

掌托天門

第 2 章
南少林易筋經：自我修復十二式

足太陰經筋

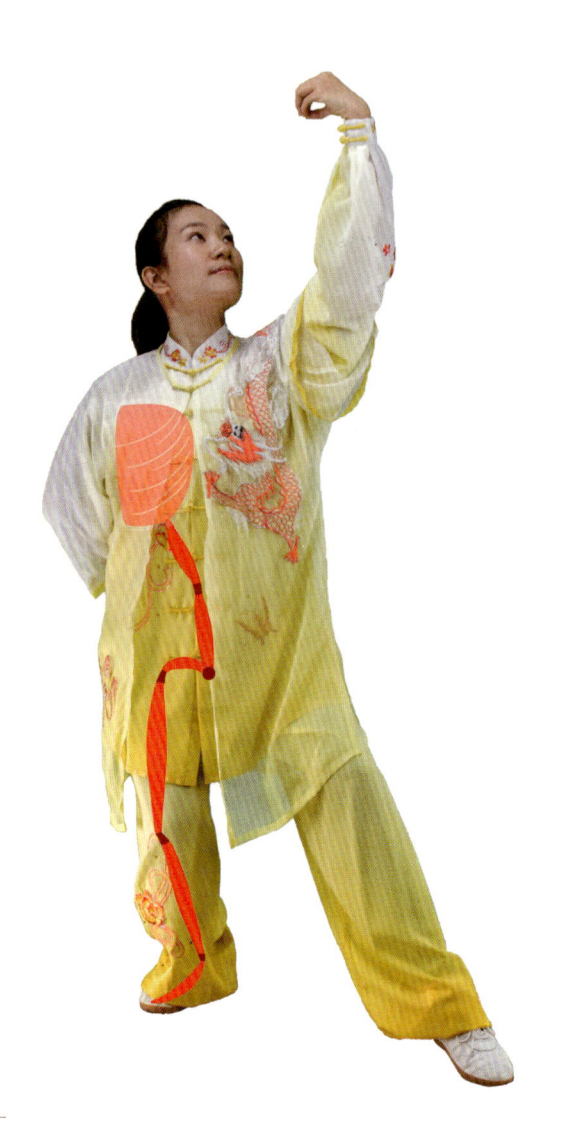

摘星換斗

34

手少陰經筋

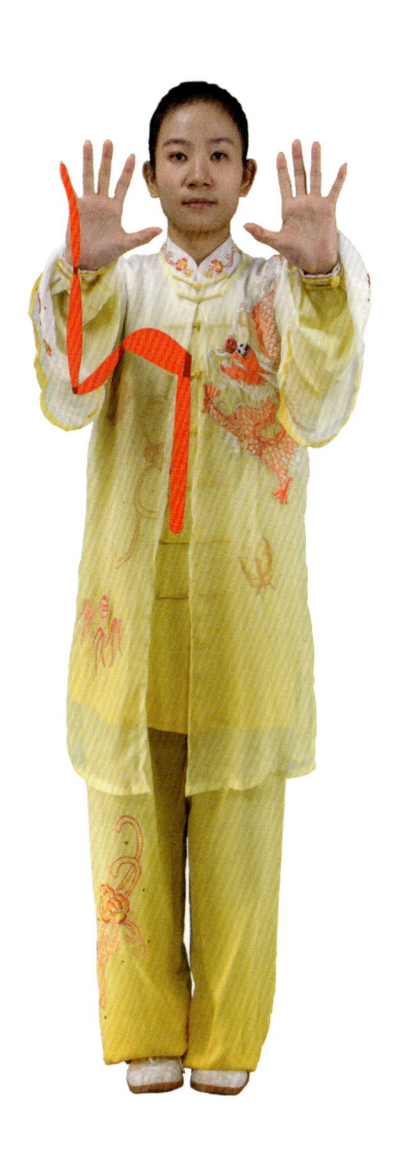

出爪亮翅

第 2 章

南少林易筋經：自我修復十二式

手太陽經筋

倒拽九牛尾

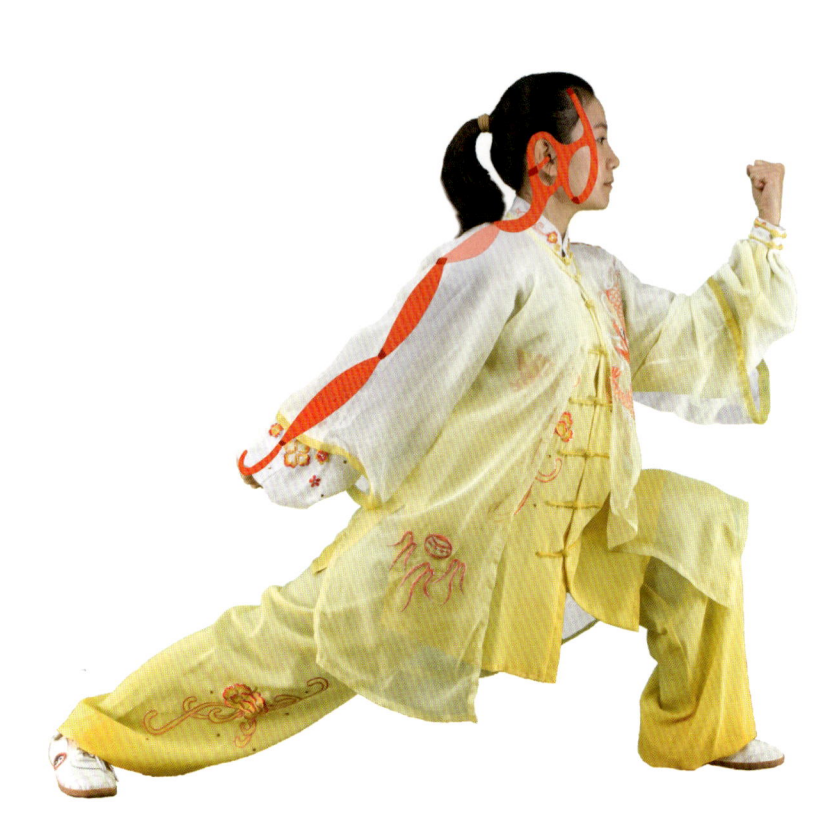

足太陽經筋

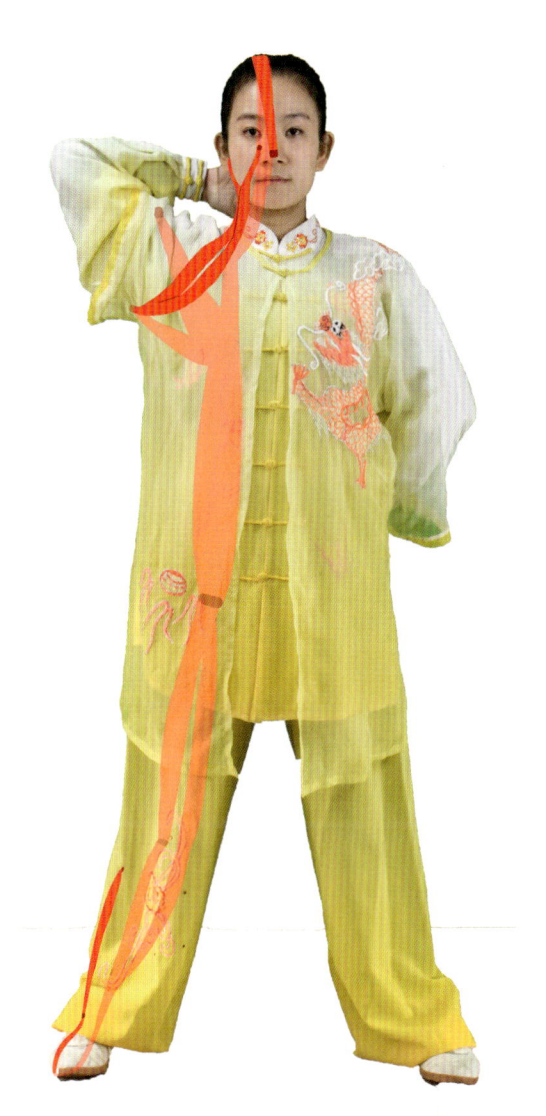

九鬼拔馬刀

第 2 章　南少林易筋經：自我修復十二式

足少陰經筋

三盤落地

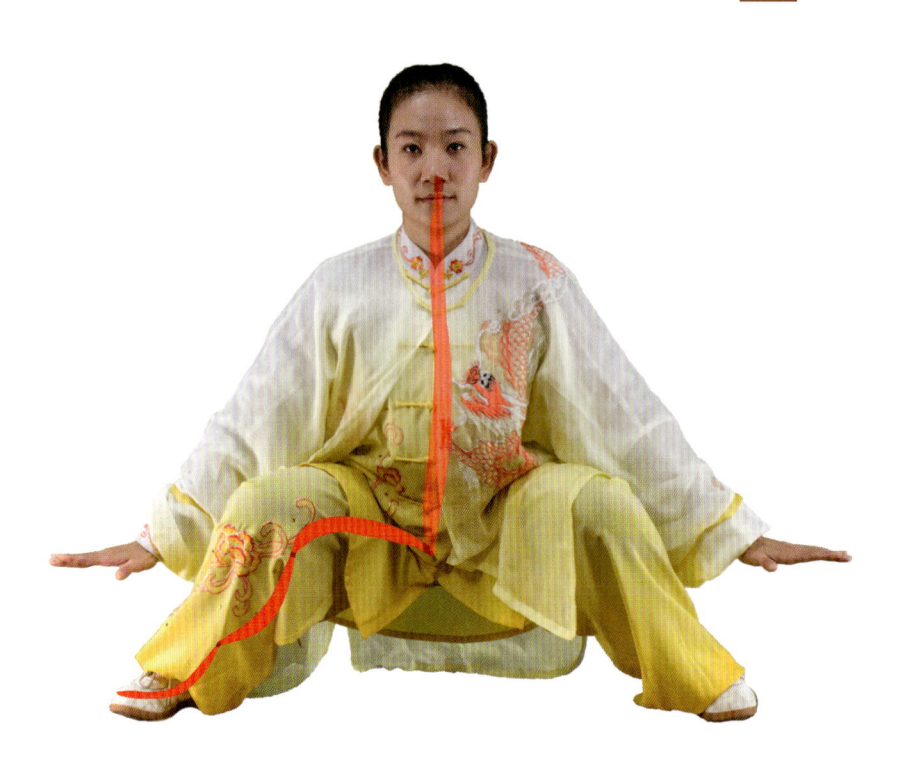

手厥陰經筋

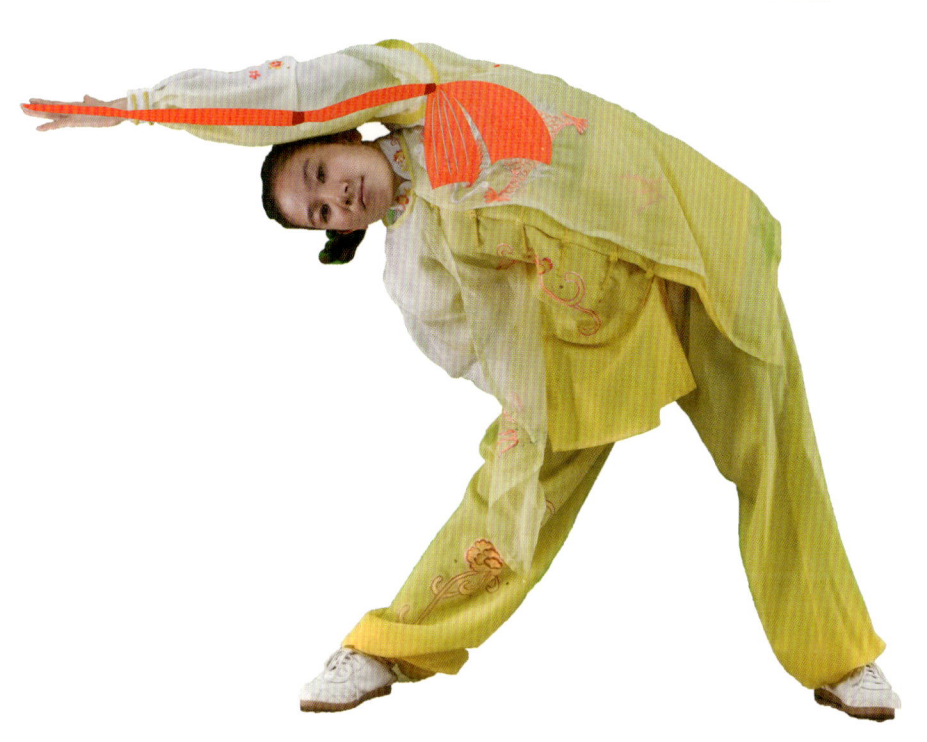

青龍探爪

第 2 章　南少林易筋經：自我修復十二式

手少陽經筋

臥虎撲食

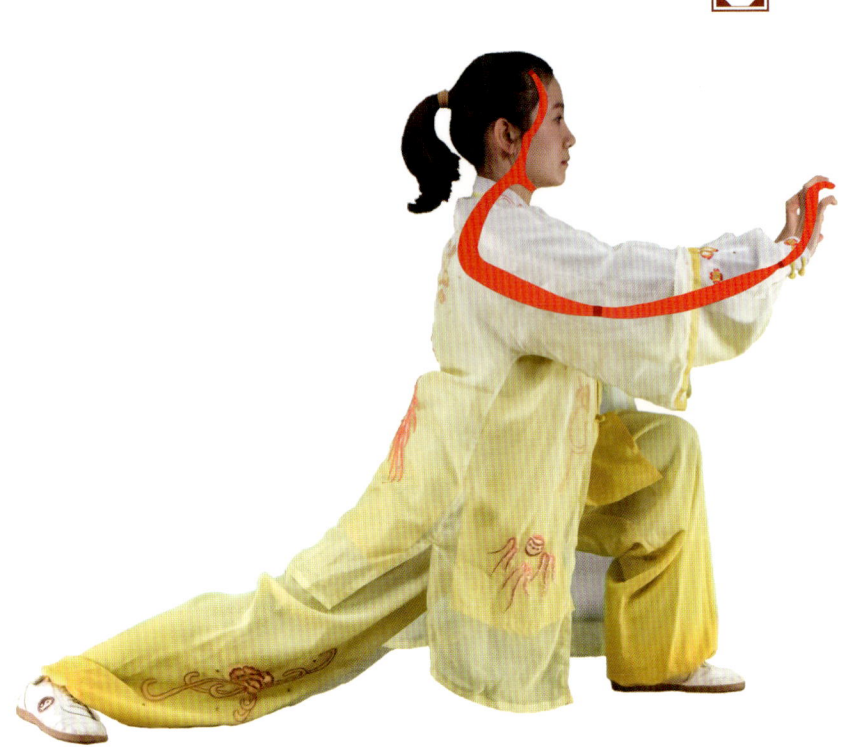

足少陽經筋

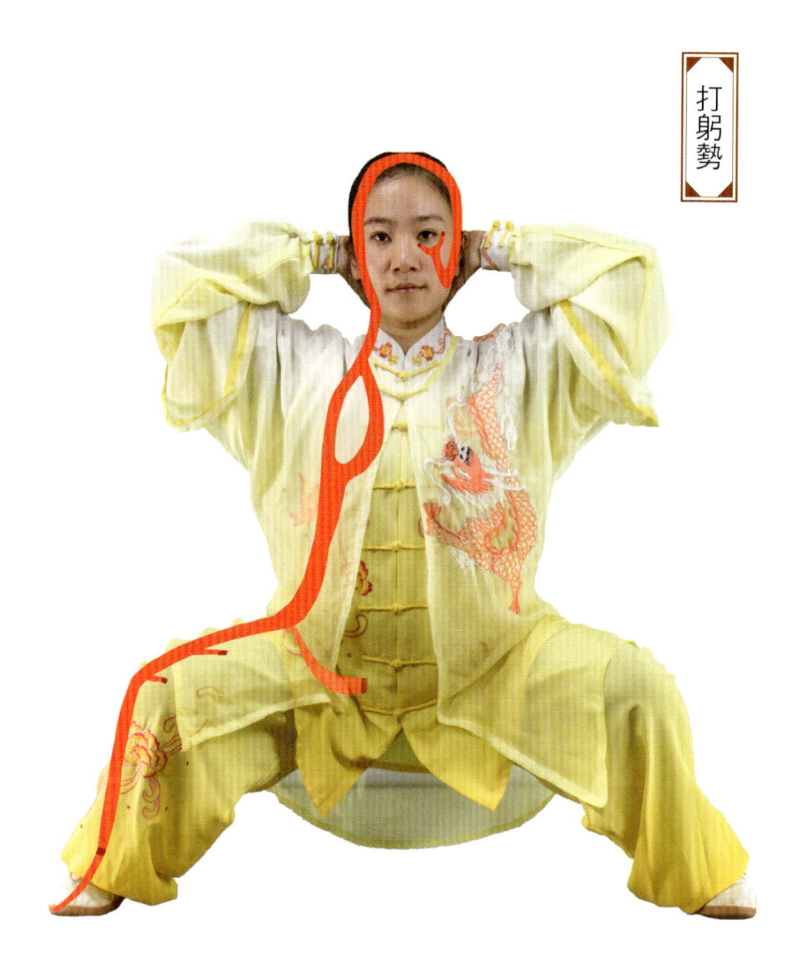

打躬勢

第 2 章　南少林易筋經：自我修復十二式

足厥陰經筋

掉尾勢

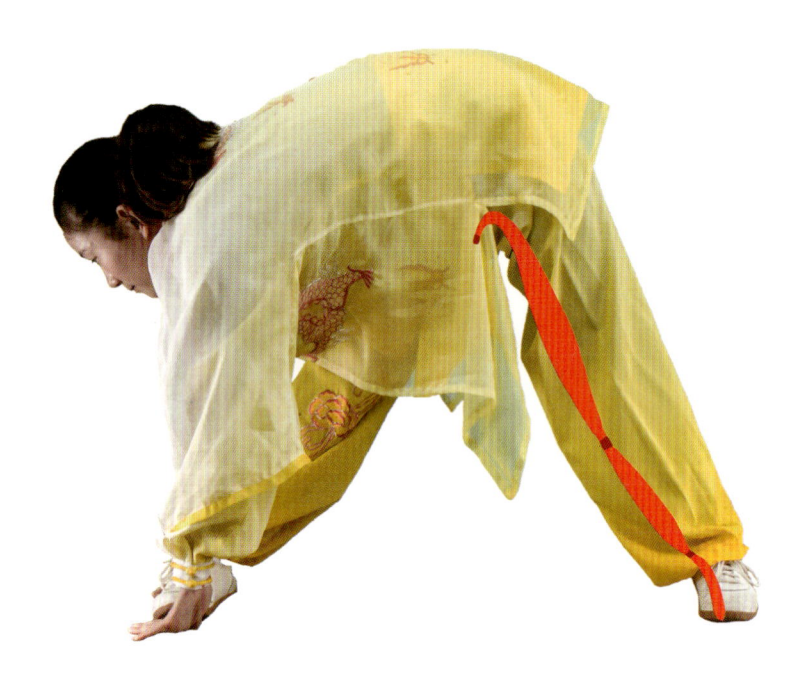

第一式
拱手環抱──手太陰經筋的伸展

口訣

立身期正直，兩目前平視，
臂直向胸屈，調氣膻中聚，
氣定神皆斂，心澄貌亦恭。

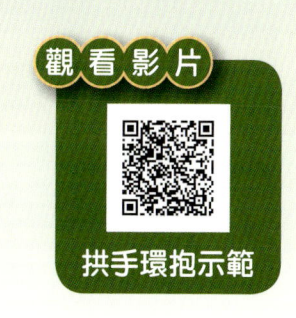

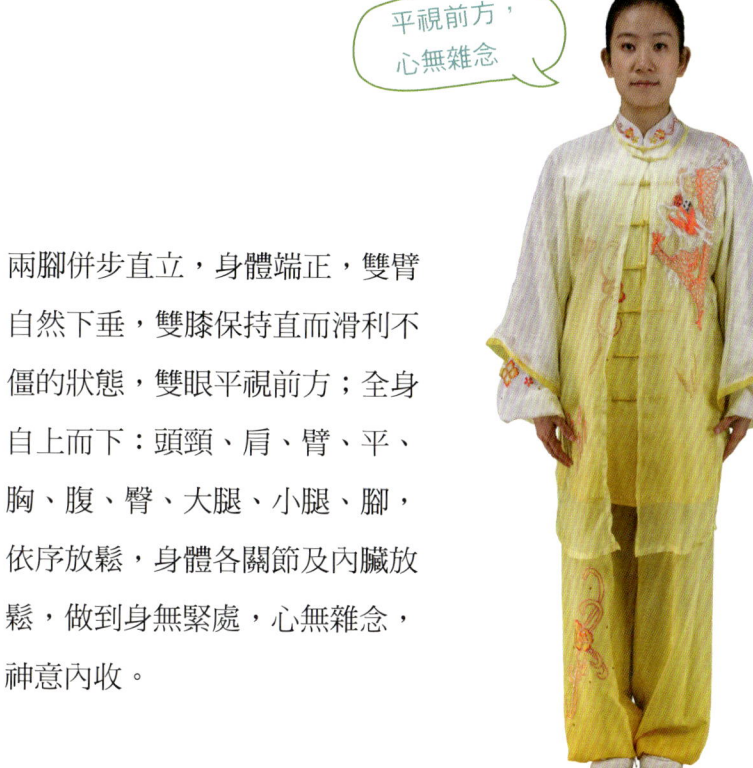

觀看影片

拱手環抱示範

第2章　南少林易筋經：自我修復十二式

> 平視前方，
> 心無雜念

1 兩腳併步直立，身體端正，雙臂自然下垂，雙膝保持直而滑利不僵的狀態，雙眼平視前方；全身自上而下：頭頸、肩、臂、平、胸、腹、臀、大腿、小腿、腳，依序放鬆，身體各關節及內臟放鬆，做到身無緊處，心無雜念，神意內收。

43

2 左腳向左分開、與肩同寬；雙臂向前、向上劃弧，屈肘內收，雙手距胸約 20 公分，掌心朝內，指尖相對，手對膻中穴；平心靜氣，神態安詳，呼吸自然。

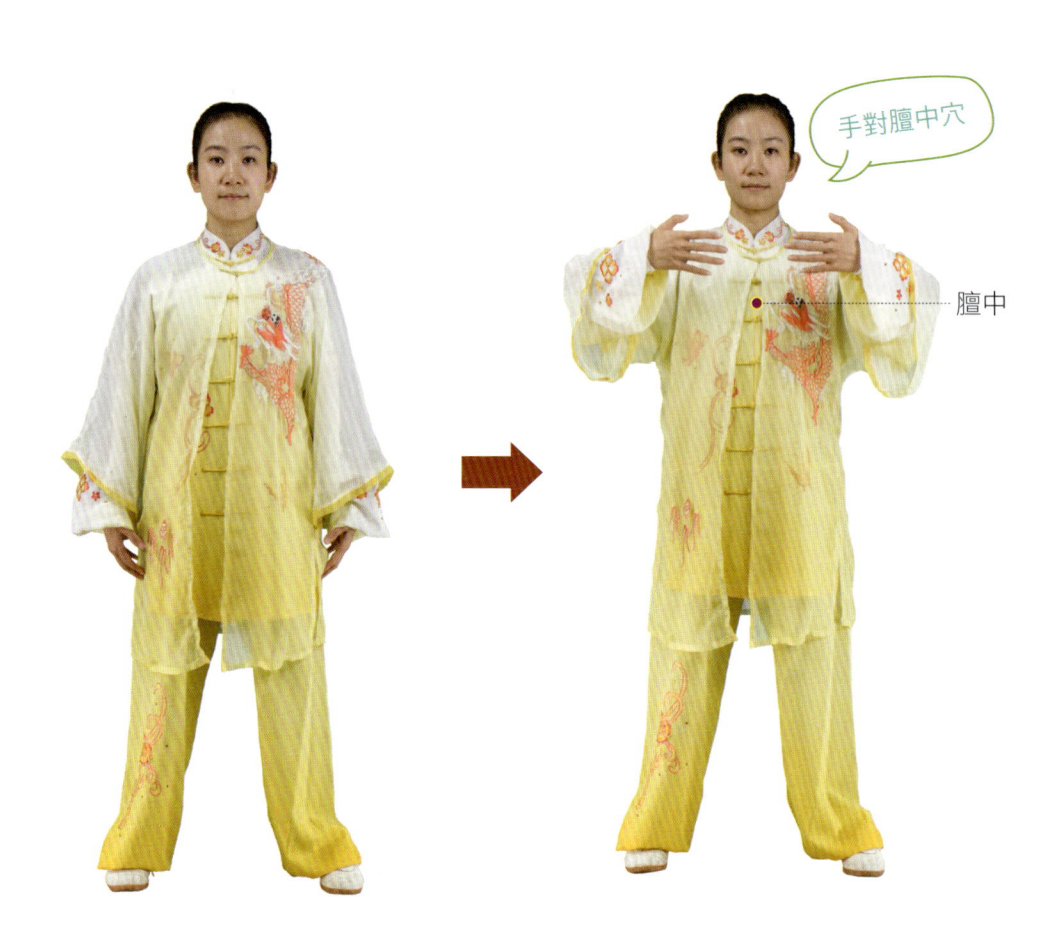

手對膻中穴

膻中

- **動作要點** 寬胸實腹，**氣沉丹田**，脊背舒展，沉肩垂肘，上虛下實。
- **呼吸要點** 雙臂上抬時，吸氣；兩掌心相對胸部時，呼氣。

意念及機制

形成定式後，**意守膻中穴**，雙手勞宮穴對著肺部，可以調節肺氣，促使人體內的正氣不斷旺盛，沿著體內經絡系統的分布正常運行，內通五臟六腑，外達四肢百骸。

按照中醫理論，肺主一身之氣，是控制周身氣運的總樞紐。肺主氣的功能正常，則氣運通暢，升降開合，呼吸均勻調和，從而達到心平、氣定。氣機能定，則心意澄清、神意內斂。

這一式把四肢的氣收入膻中，再下行丹田，意念把四肢內氣都聚入丹田。在定式中感受手太陰經筋的伸展。特別說明，**《易筋經》每個動作都可根據身體的需要單獨練習**。

健身功效

可以消除內心焦慮，穩定不安情緒，使心平氣和、心腎相交、陰陽平衡、精神內收、遍體舒暢，達到防病治病、保健強身、預防早衰和延年益壽等目的。

第二式
兩臂橫擔——手陽明經筋的伸展

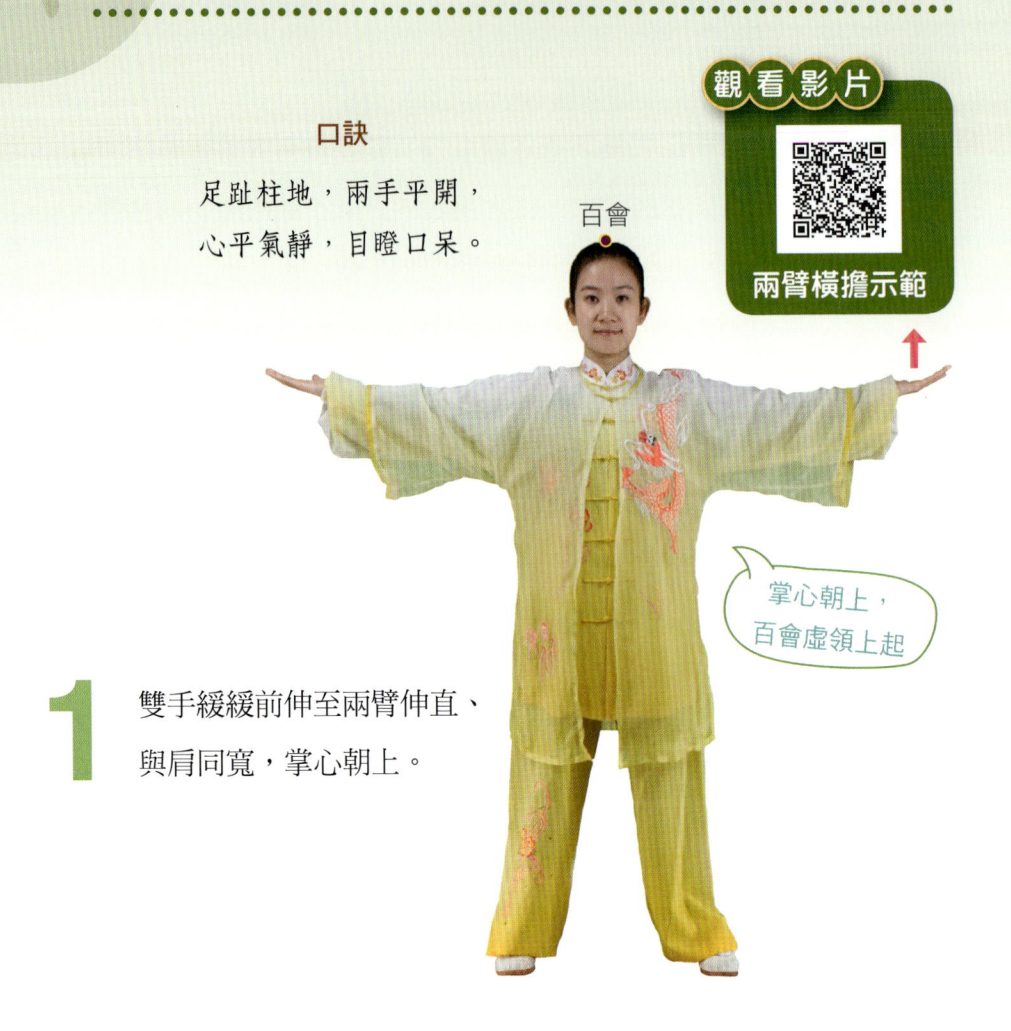

口訣

足趾柱地，兩手平開，
心平氣靜，目瞪口呆。

百會

觀看影片

兩臂橫擔示範

掌心朝上，
百會虛領上起

1 雙手緩緩前伸至兩臂伸直、與肩同寬，掌心朝上。

2 兩臂向身體兩側分開成側平舉，兩臂平直，掌心朝上，雙手稍高於肩，有向兩側伸展之意；肩關節有意識地向下鬆沉，舒胸；兩眼平視前方，眼神延伸極遠；百會虛領上起，軀幹有向上伸展之意；鬆腰，臀部自然向下鬆垂，兩腳有向地心伸展之意。

- **動作要點** 以腰為軸，使體前部位勁力內收，展中寓合，合中寓展。
- **呼吸要點** 在胸前分開手的時候吸氣，五指張開如展翅，手心朝上與肩平，到肩平的時候應該是五指微微向上，掌心朝肩外，呼氣。這個動作配合呼吸，連結勞宮和膻中的氣，發動了整個氣機，是對前一式練氣的升級放大。做完這一式會頓時覺得氣機大開，氣感強烈。

意念及機制

意念要始終寄於掌心和腳尖，這樣才能做到心平氣靜。面部表情為目瞪口呆，若目亂視或口動，必然氣粗、站立不穩、東倒西歪、飄搖欲墜。

氣由總樞紐發動下送丹田，調氣運行，發揮氣機功能；氣由丹田向上運行，經中脘、膻中，分線到兩臂內三陰經到內勞宮穴，掌心有發熱感、麻脹感。

保持定勢時，只要留意下腹部臍下三指的地方，可以體驗到肚臍下丹田張開，從腿下有絲絲涼氣進入，這就是「聚氣丹田」的方法，然後就會感受全身發熱。正所謂「一呼一吸降龍虎，水火升沉既濟成」，從此丹田開啟，由此可入練氣之道。

第一式「拱手環抱」的動作只是激發了人體關鍵的得氣穴位經絡，而第二式「兩臂橫擔」的動作則是藉由呼吸、動作和姿勢發動氣機，把氣直接運行到丹田，不僅疏通全身經絡，同時也連接了天地之氣。大家在保持靜態功架、感受氣血運行的同時，也能感受到手陽明經筋的靜力伸展。

健身功效

舒胸理氣，健肺納氣。展臂舒體，矯正腰背畸形，伸肱理氣，貫注百脈。《黃帝內經》有「五臟六腑之氣，皆貫注與肺」及「肺朝百脈」之述，故此式有助於改善心肺功能，對肺氣腫、心肺疾患及心肌缺血有一定療效。

第三式
掌托天門──足陽明經筋的伸展

口訣

掌托天門目上觀，足尖著地立身端，
力周腿脅渾如植，咬緊牙關不放寬，
舌可生津將顎舐，鼻能調息覺心安。

觀看影片

掌托天門示範

第 2 章　南少林易筋經：自我修復十二式

1 兩臂屈肘，兩掌心朝內、往耳旁合攏。

2 提踵，同時雙手反掌上托，舉至頭頂前上方，掌心斜朝上，雙手指尖相對，兩臂展直，有向上伸展之意，仰面觀天，似遙望天之極處（也可輕閉雙眼），配合吸氣。

3 兩手向身體兩側下落，掌心逐漸翻轉朝下，兩腳跟隨著緩緩下落，配合呼氣。

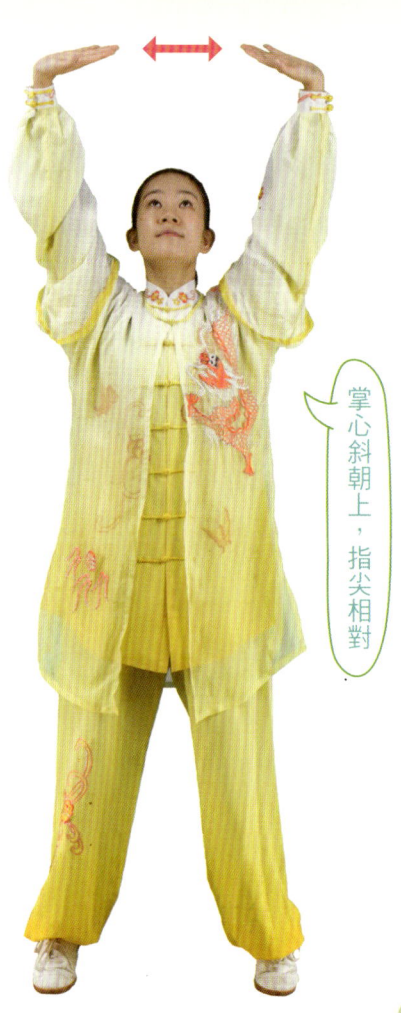

掌心斜朝上，指尖相對

- **動作要點** 身體和上肢動作舒鬆，但鬆而不懈，要有內勁；提踵時，兩膝伸直內夾，可以提高動作的穩定性。
- **呼吸要點** 上托時，吸氣；下落時，呼氣。

意念及機制

練習時，要注意不可仰頭真的用眼去看，要**用意用識向上「內視」，從「天門」觀看到兩掌**。誤用「觀法」可能會頭暈腦脹，站立不穩。在做動作的同時，還須用腳尖點地，繼續升起後腳跟，以不能再升高為度。後腳跟微微向兩側分開些，使會陰穴收合，關閉「地戶」，使三陰的氣脈順三陽而逆運上升，使背部「三關」自然通暢，同時動作會自然穩固。這動作看似簡單，實際很難做到純熟，如果練得合度，全身筋脈會自然繃緊，像鋼鐵般堅硬，尤其是身體兩側的肌肉、骨骼等部位，即足陽明經筋所循行的肌肉，會特別明顯。

健身功效

對腰痛、肩臂疼痛有較好的治療效果。兩臂上舉伸長肢體和脊椎，有調理三焦的作用。三焦，大部分人認為「上焦主納，中焦主化，下焦主泄」，《難經》中亦有「三焦者，原氣之別使也」的人體生命之氣說，因此透過調理三焦，激發五臟六腑之氣，達到防治內臟諸病的作用，對於心肺疾病、脾胃虛弱及婦科病等疾患，具有一定療效。

第四式
摘星換斗──足太陰經筋的伸展

口訣

隻手擎天掌覆頭,更從掌內注雙眸,
鼻吸口呼頻調息,兩手輪回左右眸。

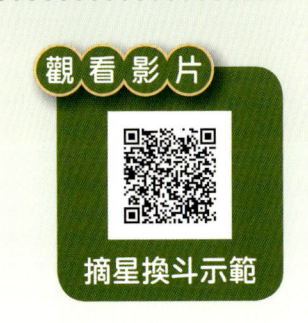

觀看影片

摘星換斗示範

第 2 章　南少林易筋經：自我修復十二式

1 重心移向右腿,左腳提起,兩手上提至腰側,配合吸氣;上身左轉,左腳向左前方跨出,屈膝半蹲成左弓步;同時,右手往後,掌背附於腰後命門穴處,左手向左前方伸出,高與頭平,掌心朝上,意念延及天邊,目視左手指尖,配合呼氣。

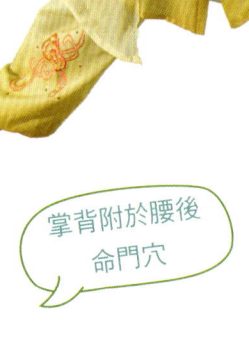

命門

掌背附於腰後命門穴

2 重心後移，上身右轉，右腿屈膝，左腿伸直，腳尖上翹；同時，左手隨轉身向右平擺，眼神隨左手移動，配合吸氣。

3 上身左轉，左腳稍收回，腳尖點地成左虛步；同時，左手隨身體右擺，變勾手舉於頭前上方，屈肘撐臂，勾尖對眉中成摘星狀，眼視勾手並延伸極遠，配合呼氣。

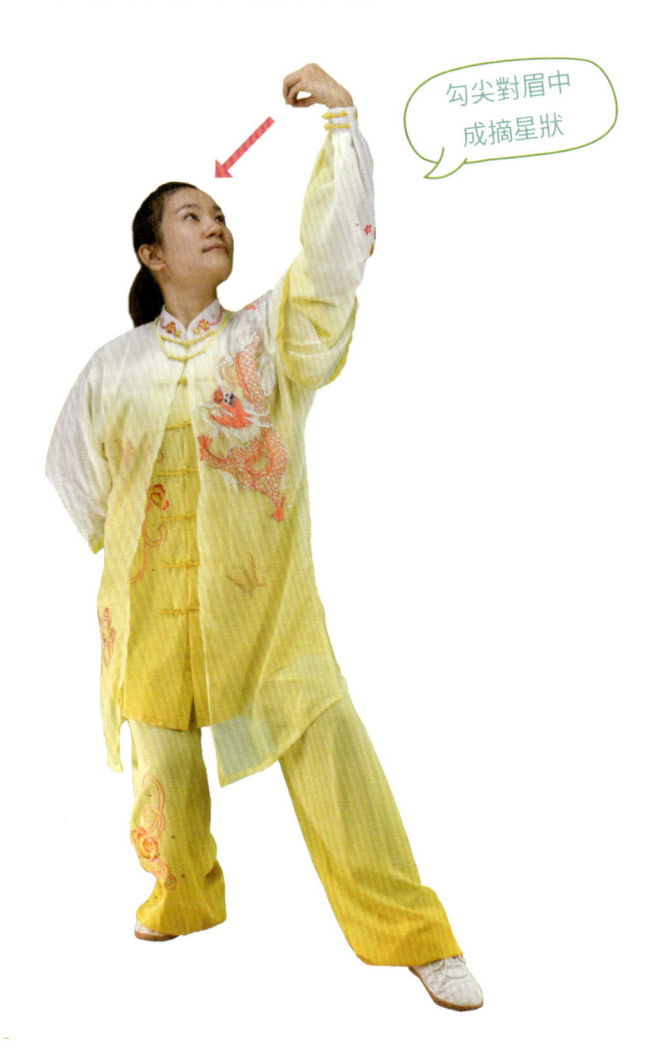

勾尖對眉中成摘星狀

4 左腳收回，右腳向右前方伸出，成右弓步；左勾手變掌下落至背後，右手向右前上方伸出，做右式動作。整套動作與左式相同，僅方向相反。

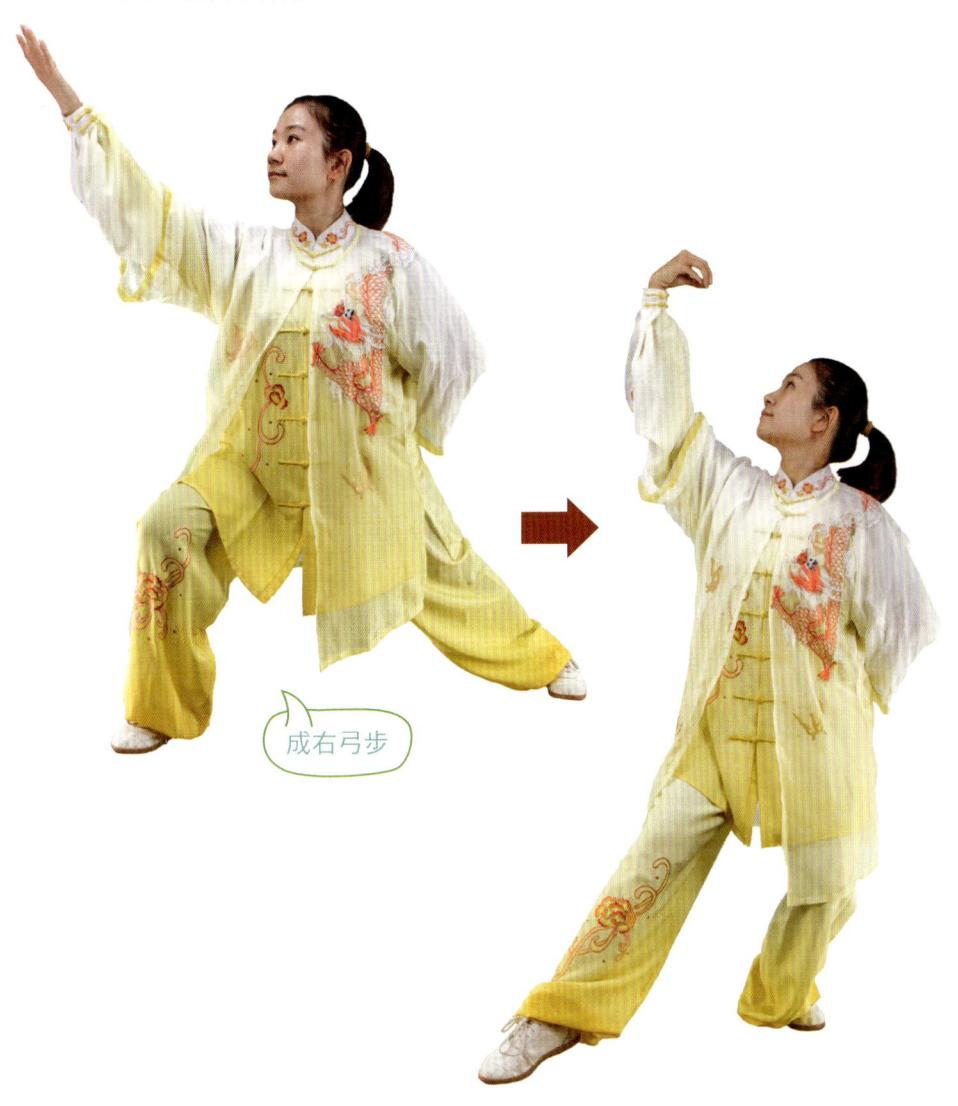

成右弓步

5 雙手下落於身體前，右腳收回，併步直立。

- **動作要點** 整個動作變化均**以腰來帶動**，呈現協調柔和；屈臂勾手內旋，應做到力盡。意念上，手的擺動像是在空中摘星攬月，最後神歸天目。
- **呼吸要點** 穿掌時，吸氣；虛步勾手時，呼氣；成定式時，自然呼吸。

意念及機制

在做這個動作時，體內氣機的吐納須用「**鼻吸口呼**」的方法，把氣息調勻。在調節肝脾後，避免肝脾不調的練習者逆氣上衝；做到口微開，濁氣出，任脈氣清，丹田飽滿，命門充實。「摘星換斗」動作的關鍵是一面用眼注視左掌心，一面則把意念集中在右手背貼著的腰眼命門，隨呼吸吐納，腰眼自然產生一凸一凹的現象，手背隨著這種凸凹開合的動作微微運動。所謂「摘星換斗」，**從外往內才是摘，有收摘的意思**；兩手要轉動，互相帶動；轉動時，兩側蹻脈、維脈氣血充盈，身體開始發熱。久練後，會有「人在氣中，氣在人內，內外一氣，天人合一」的感覺。

健身功效

此式主要**作用於中焦**。肢體伸展宜柔宜緩，上身轉動幅度要大，交替牽拉，使肝、膽、脾、胃等臟器得到柔和的自我按摩，促進胃腸蠕動，增進消化功能，故有調理脾胃、治療胃痛胃脹及排濁留清等作用；並通過肢體運動，治療頸、肩、腰等諸關節的疼痛，**提高下肢肌肉的力量**。

第五式
出爪亮翅──手少陰經筋的伸展

口訣

挺身兼怒目，推窗望月來，
排山還海汐，隨息七徘徊。

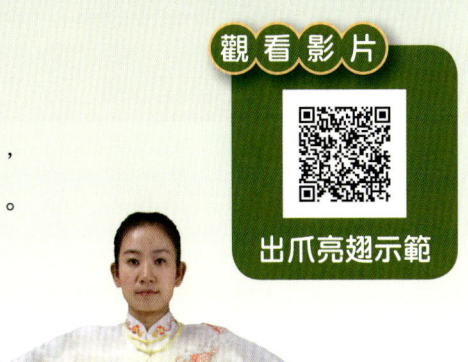

觀看影片

出爪亮翅示範

第 2 章　南少林易筋經：自我修復十二式

1 雙掌變拳，上提至胸兩側，拳心朝上，同時配合吸氣。

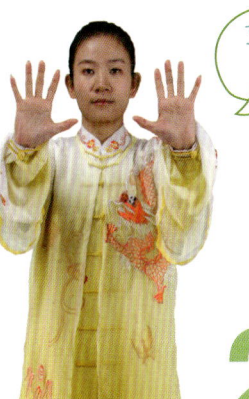

立腕坐掌，五指外張

2 提踵，同時兩拳變掌緩緩向前推出，隨前推掌心、逐漸翻轉朝下，至終點時，坐腕，展指，掌心朝前，兩手高與肩平、同肩寬，雙臂伸直；眼平視指端，眼神延伸極遠，並且配合深長呼氣。

55

3 落踵,兩臂握拳收回至胸前,再沿兩肋下落於身側,恢復成直立式。

- **動作要點** 推掌亮翅時,腳趾抓地,力由下而上,併腿伸膝,兩脅用力,力達指端;同時,要鼻息調勻,咬牙怒目,內外相合。
- **呼吸要點** 提拳時,吸氣;推掌時,呼氣;成定式時,自然呼吸。

意念及機制　出爪亮翅動作,遵循了傳統陰陽學說的基本理論,反映出《易筋經》**外在動作導引、內在精神意識活動與呼吸吐納**三者之間的完美協調(三調合一)。因為動作力量在意識的支配下,結合呼吸發生由小變大和由大變小的調節(陰陽消長、陰陽轉化),能夠使胸、背、肩以及手臂等部位的大小肌群和筋膜,以及大小關節處的肌腱、韌帶、關節囊等結締組織,受到一定強度的拉伸力量刺激,產生鬆解黏滯、滑利關節(對肩關節周圍炎或肩背痛有一定的輔助治療作用)、強筋壯骨、強化體質的作用;精神意識先輕如推窗、後重如排山倒海的鬆緊變化,則可使兩臂的導引用力,做到輕鬆自如、舒展大方,達到調和氣血、強身健心的目的。

從中醫角度分析，雲門穴位於人體鎖骨之下、肩胛骨喙突內方的陷處，是手太陰肺經上的一個穴位。手太陰肺經是從肺內向上，由雲門等穴而出，行於上肢的經絡；雲門穴又是手太陰肺經連接內外的門戶，而坐腕立掌、五指外張成荷葉掌，對手三陰三陽經絡皆產生相應的有效刺激，特別是拇指相對用力，可有效加強對手太陰肺經的作用。

中醫認為，肺是人體的五臟之一，稱為「華蓋」，其生理功能是主氣，司呼吸，為百脈所會聚的地方。**雙手立掌雲門穴，做展肩擴胸導引，可開啟雲門、中府等穴**，使人體吸納較多的清氣，促進自然清氣與人體真氣在胸中交匯融合，發揮改善呼吸功能及全身氣血運行的作用。此外，中醫諺語說：「肺心有邪，其氣留於兩肘。」透過屈肘、展肩、擴胸及前伸等運動，不僅對肘關節，而且對背部的心俞穴、肺俞穴、大杼穴、膏肓穴等，也有一定的作用。膏肓與膻中就像手心和手背，能夠活動到膏肓，也就能活動到膻中。比如說，出爪亮翅若沒有擴胸和含胸，肩胛骨就不會一開一合。正是在前胸、後背的共同運動中，達到對夾脊、膏肓、膻中、胸腺的共同刺激。所以「運動膏肓，除一身之疾」，說的其實是對人體綜合的保健效果。

健身功效

此式主要活動四肢，可疏泄肝氣，調暢氣機；能培養腎氣，增強肺氣，有助於氣血運行，**對老年性肺氣腫、肺性心臟病有改善功效。**另外，還有強化全身筋骨和肌肉的作用，可靈活肩、肘、腕、指等關節。

第六式
倒拽九牛尾——手太陽經筋的伸展

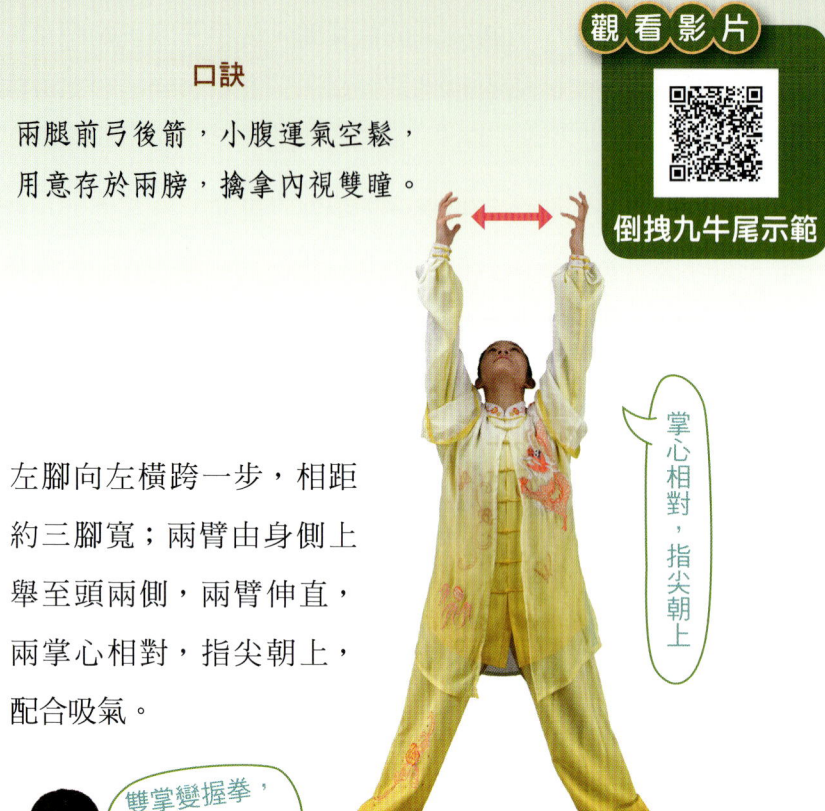

口訣

兩腿前弓後箭，小腹運氣空鬆，
用意存於兩膀，擒拿內視雙瞳。

觀看影片

倒拽九牛尾示範

掌心相對，指尖朝上

1 左腳向左橫跨一步，相距約三腳寬；兩臂由身側上舉至頭兩側，兩臂伸直，兩掌心相對，指尖朝上，配合吸氣。

雙掌變握拳，拳背相對

2 兩腿屈膝下蹲、成馬步；兩掌變拳，由頭上向身前下落至兩腿之間，兩臂伸直，拳背相對，配合呼氣。

3 兩拳由下上提至胸前,拳心朝內,配合吸氣;再由胸前向兩側撐開,兩拳逐漸變掌,坐腕,展指,掌心向兩側,指尖朝上,兩臂撐直,有向兩側推撐之意,配合呼氣。

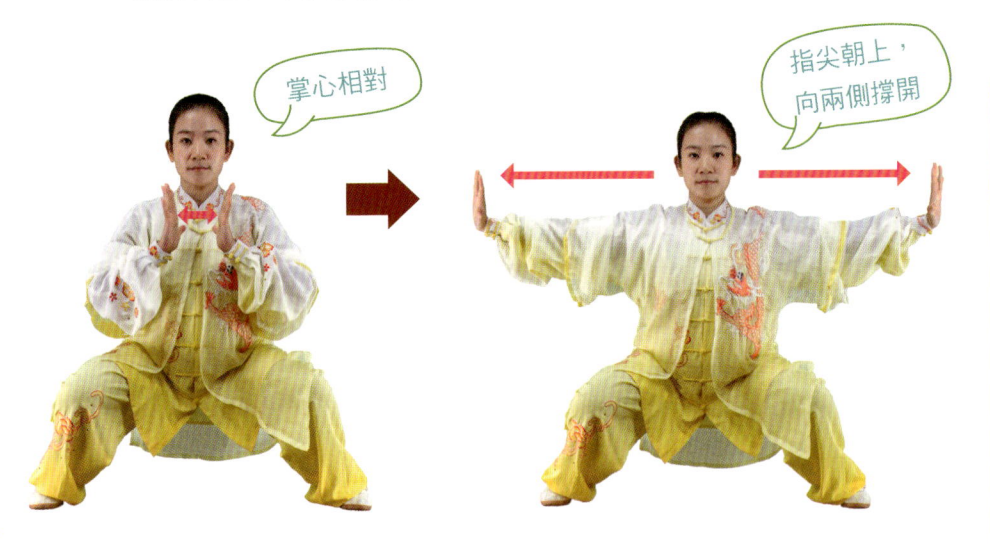

> 掌心相對

> 指尖朝上,向兩側撐開

4 身體重心移向右腿,左腳尖外展90度之後,身體重心再向左腿移動成左弓步;同時,兩掌逐漸變拳,左手向下、向腹前、再向上劃弧擺至臉前,掌心對臉,上臂與前臂成直角;右手經頭部右側,向前、再向身體右側後擺動,拳心朝後,兩臂內旋充分後擺,眼看左拳,兩拳有前拉後拽之意,配合自然呼吸。

> 拳心朝後

> 腳尖外展90度,重心轉移成弓步

5 身體前俯至胸部，靠近大腿，弓步姿勢不變；左拳與臉的距離不變，右拳與身體的距離不變，同時配合呼氣。

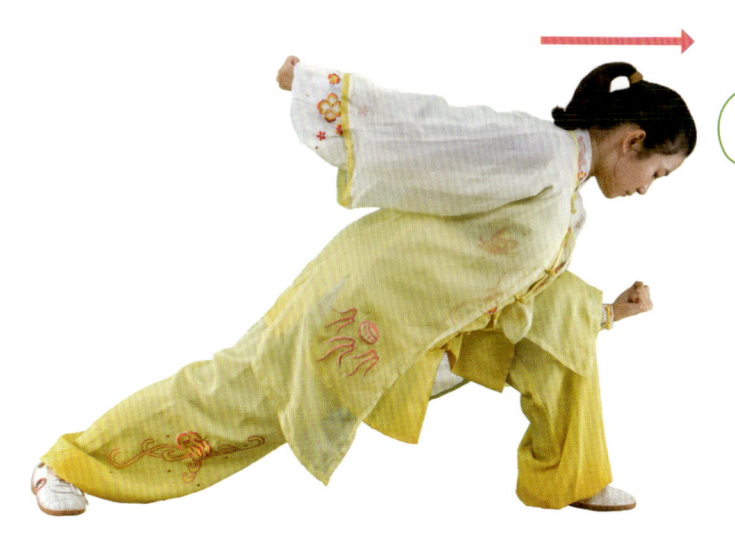

> 手的姿勢不變，身體前俯

> 手的姿勢不變，上身後仰

6 上身後仰，左拳與臉的距離不變，右拳與身體的距離不變，眼看左拳，配合吸氣。

7 兩臂成側平舉，上身右轉，再做右式動作。整套動作與左式相同，僅方向相反。

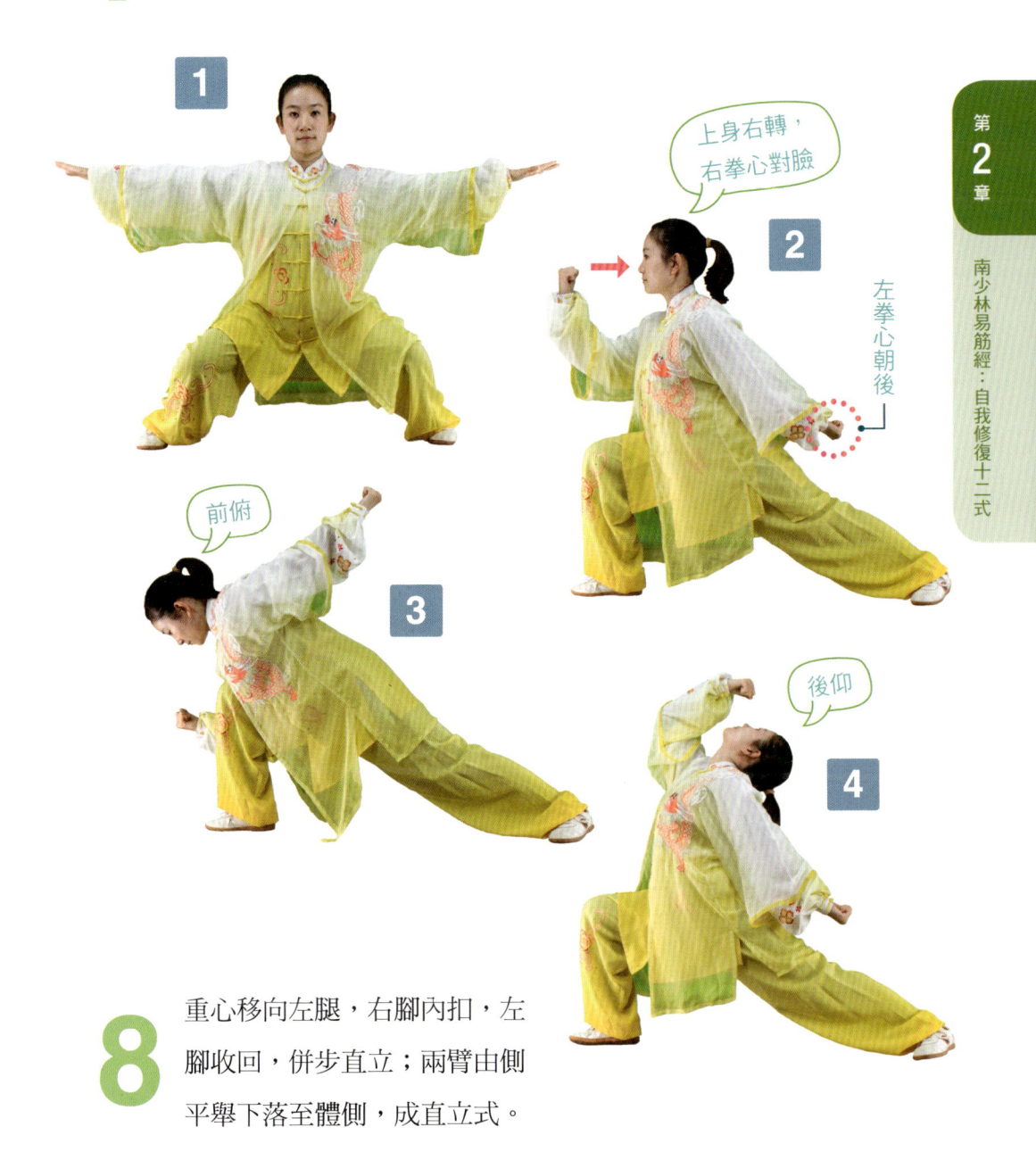

1

2 上身右轉，右拳心對臉　　左拳心朝後

3 前俯

4 後仰

8 重心移向左腿，右腳內扣，左腳收回，併步直立；兩臂由側平舉下落至體側，成直立式。

第 2 章　南少林易筋經：自我修復十二式

- **動作要點** 成弓步、上身前俯後仰時,力注前臂。前俯時,意念握住九牛尾,有身後向前倒拽之意。後仰時,意念手握馬韁,拉動八匹馬,以體現內勁之意。
- **呼吸要點** 前俯時,吸氣;後仰時,呼氣;成定式時,自然呼吸。

意念及機制

開始時的上舉、下拽、橫撐等動作,不僅平衡了氣血,而且強壯了膻中穴、勞宮穴,打通了心包經絡。「倒拽九牛尾」動作的巧妙之處,在於**兩腿用力,勁力用於胸肋部位**,而這些部位平常很少運動得到。前呼後吸,實質是抑制一側,同時開放一側,這樣既符合陰陽相生原理,又適應一般人氣血不足的實際情況。集中氣血開通一側,再左右結合,達到氣血全開的目的。其次是握拳,收斂氣血於筋骨,合於肝腎。《黃帝內經》云:「肝主筋,腎主骨。」這樣的姿勢和動作結合手型,再加上呼吸,完全暢通了身體兩側肝脾,可單獨練習作為保健肝脾的方式。鍛鍊之後,練習者會感到心情舒暢,甚至腹中鳴動,腰腿有力,自動激發打開帶脈。

健身功效

前俯時,可增進兩膀氣力,防治肩、背、腰、腿痠痛。兩眼觀拳,聚精凝神,**對眼進行弛張訓練,可以改善眼部的血液循環**。

第七式
九鬼拔馬刀──足太陽經筋的伸展

口訣

側首屈身，按壓玉枕，
右腋開陽，左陰閉門，
扭腰轉腹，自視崑崙，
左右輪回，陰陽調平。

觀看影片

九鬼拔馬刀示範

第 2 章　南少林易筋經：自我修復十二式

兩手腹前方交叉、左手在前

1 左腳向左橫跨一步，兩腳平行站立、與肩同寬；兩手腹前方交叉、左手在前，由身體前上舉至頭前上方，兩臂微屈，配合吸氣。

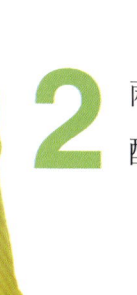

2 兩手由頭上向下落至身體兩側，配合呼氣。

3 左手由身側向前、上舉至頭上，之後左臂屈肘，左手落至頭後，食指點按風池穴，右手背至腰後，掌背朝內、附於命門穴，配合吸氣。

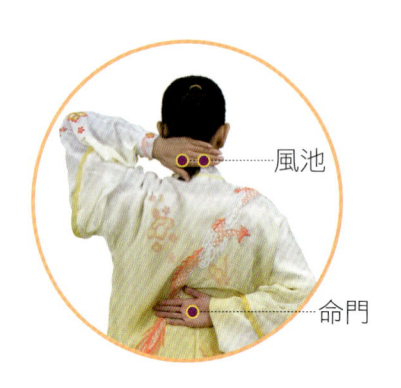

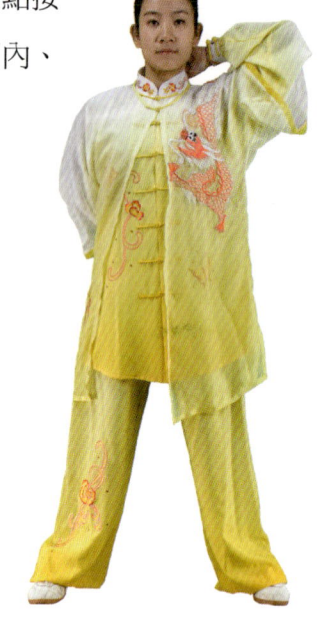

食指點按風池穴

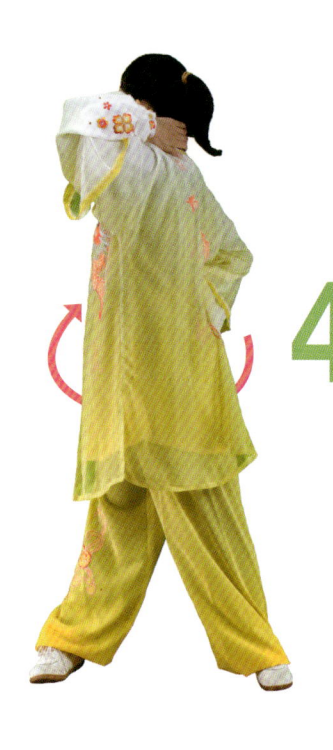

風池

命門

4 身體充分向右扭轉，眼往後看；身體轉正之後，再充分向左扭轉，眼往後看；同時配合緩緩的深長呼吸。

5 身體轉正,兩臂呈側平舉、再下落至身體側面,兩手在腹前交叉,再做右式動作。整套動作與左式相同,僅方向相反。

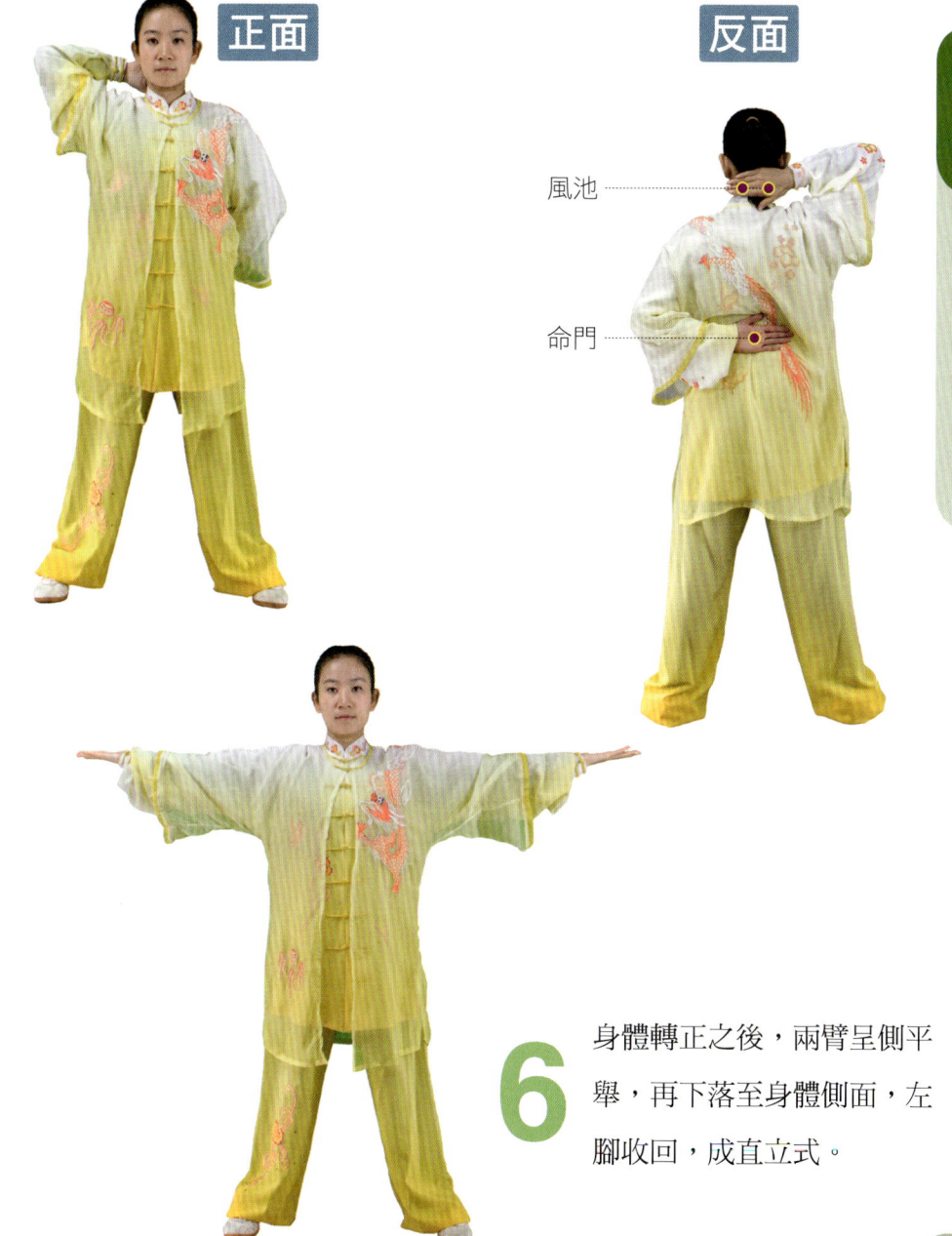

正面　　　反面

風池

命門

6 身體轉正之後,兩臂呈側平舉,再下落至身體側面,左腳收回,成直立式。

- **動作要點** 上身左右扭轉時,要保持中軸正直,兩臂前舉後收的動作要確實做好。
- **呼吸要點** 抱頭手後背時,吸氣;轉身後看時,呼氣。

意念及機制

這是左右對稱的兩個動作,秉承了前面幾式抑揚結合的原則:**關閉一側,旺盛一側**。此式最大的特點在於上「掌心壓頸椎,緊緊扣住玉枕關」和下「外勞宮貼命門」,並且用勞宮配合督脈呼吸。這樣效果很好,有清利大腦,活血頸椎,通暢督脈,強化勞宮的作用,也合乎「心神主腦」的醫理。**此式適合久坐且頸椎、肩椎不適的人作為日常保健動作**,同時也是通督脈的好方法。隨著練習的深入,也可以把掌反貼兩個肩胛骨之間,達到補虛通氣的作用。

健身功效

此式主要訓練腰、腹、胸、背等部位的肌肉,並透過對脊椎諸關節的扭轉,增強脊椎及肋骨各關節的活動,增加胸壁的柔軟性及彈性,對防治老年性肺氣腫具有功效。頭頸部的扭轉運動,能加強頸部肌肉的伸縮能力,改善頭部的血液循環,有助於消除中樞神經系統的疲勞,對防治頸椎病、高血壓、眼睛疾病和增強眼肌有一定的效果。**全身(包括下肢)盡力扭轉,能改善靜脈血液的回流。**

第八式
三盤落地──足少陰經筋的伸展

口訣

上顎抵尖舌，張眸又咬牙，
開襠騎馬式，雙手按兼拿，
兩掌翻陽起，千斤仿佛加，
口呼鼻吸氣，蹲足莫稍斜。

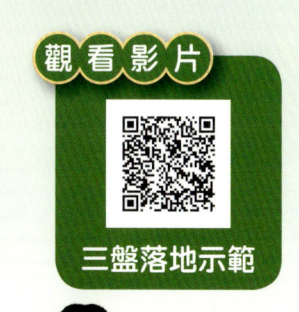

觀看影片

三盤落地示範

第 2 章　南少林易筋經：自我修復十二式

掌心朝上

1 左腳向左橫跨一步，兩腳平行開立、相距三腳寬；兩臂由身體兩側向身體前方上舉，兩臂伸直與肩同高、同寬，掌心朝上，配合吸氣。

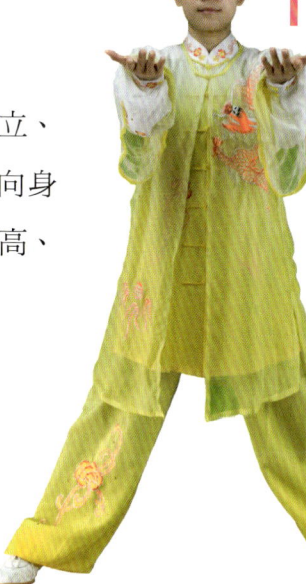

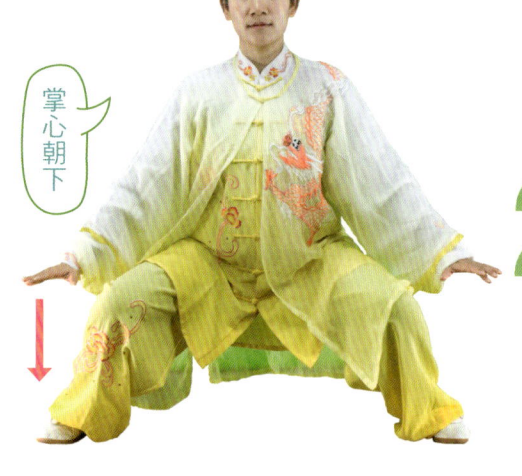

掌心朝下

2 兩掌心翻轉朝下，下落至兩膝外側；兩手拇指朝裡相對，同時屈膝下蹲、成馬步，配合呼氣。

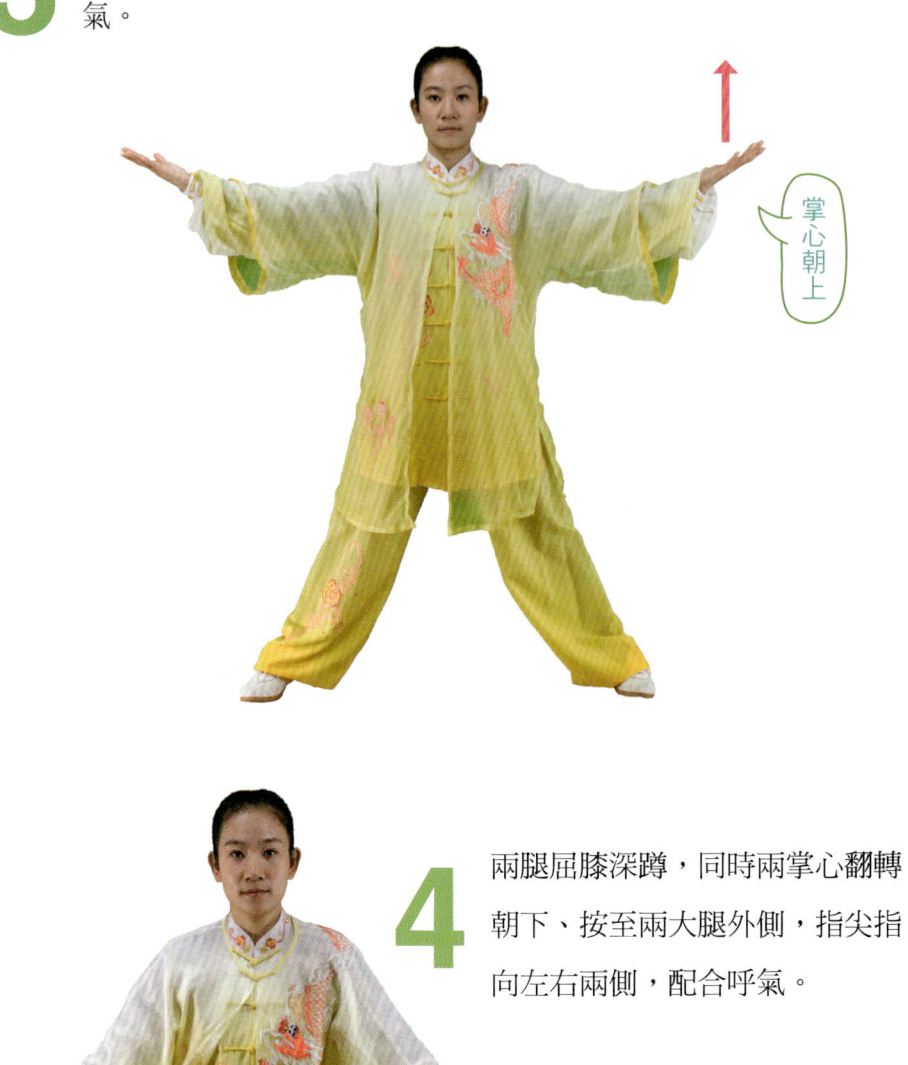

3 兩腿緩緩伸直，同時兩掌心翻轉朝上托起至兩肩前側，配合吸氣。

掌心朝上

4 兩腿屈膝深蹲，同時兩掌心翻轉朝下、按至兩大腿外側，指尖指向左右兩側，配合呼氣。

深蹲，掌心朝下

5 兩腿緩緩伸直,同時兩掌心翻轉朝上托至兩肩側(兩臂約成一字形),配合吸氣。

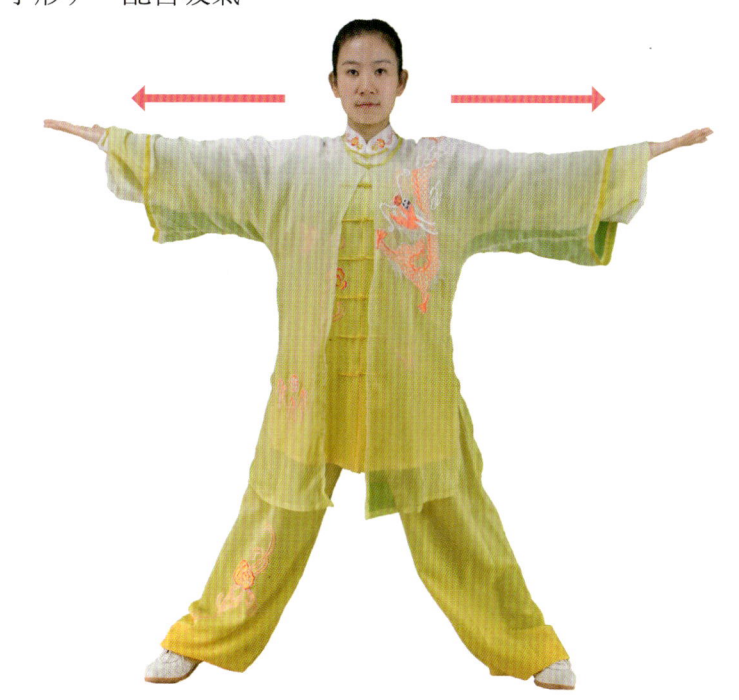

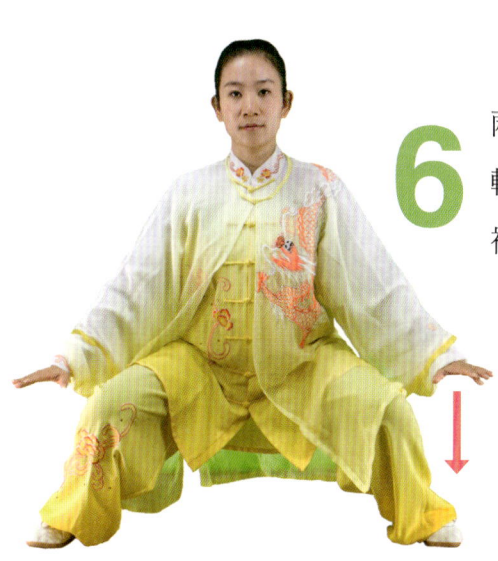

6 兩腿屈膝下蹲、成馬步,兩掌心翻轉朝下落至兩膝外側,兩手拇指朝裡相對,配合呼氣。

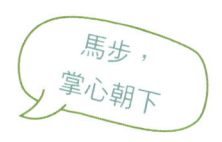

> 馬步,掌心朝下

第 2 章 南少林易筋經:自我修復十二式

- **動作要點** 兩手向上，如托千斤；兩手下落，如按水中浮球，意貫內力。
- **呼吸要點** 兩腿伸直時，吸氣；下蹲時，呼氣。

意念及機制

此動作**強化了下肢力量**，激發全身氣血加快循環，達到內外氣融為一體的目的。兩臂手掌上下運動，氣血充盈兩掌。此時，膻中穴打開，任脈隨著身體上下起伏澈底打開，借助手臂貫通勞宮，引外氣進入任脈，滋養五臟，一身清爽。

由於身體連續三次蹲起，透過兩手勞宮強化了氣機，借助接引外氣進入任脈，透過後天陽氣激發，氣由命門入腎化於脊椎，氣也由命門直下足三陰，行於肝、脾、腎，緩解肝、脾、腎陰虛。所謂「氣補」，就是這個道理。

健身功效

此式活動肩、膝等關節，配合深蹲練習能增加腿部力量，有助於維持深蹲的動作，**促進大腿和腹腔靜脈血液的回流，尤其能有效消除骨盆腔的瘀血。**

第九式
青龍探爪──手厥陰經筋的伸展

口訣

青龍探爪，左封右潮，
乘風破浪，尋食氣高，
扭腰轉腹，雲門左露，
調息微噓，捲傍肋部。

觀看影片

青龍探爪示範

第 2 章 南少林易筋經：自我修復十二式

章門

拳面抵住章門穴

1 （接上式）兩腿緩緩伸直；同時兩掌變拳收至腰前側，拳面抵住章門穴，拳心朝上，右拳變掌舉至頭上，掌心朝左，右臂靠近頭部，配合吸氣。

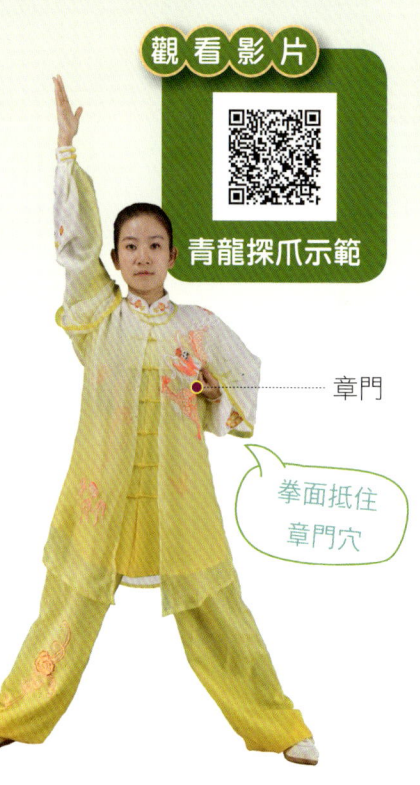

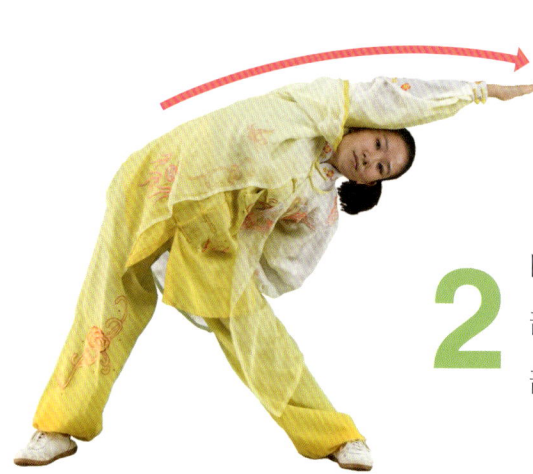

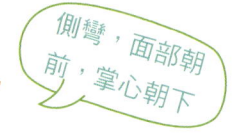

側彎，面部朝前，掌心朝下

2 向左側彎腰，右腰盡力伸展，面部朝前；右臂盡力伸直靠近頭部，右手掌心朝下，配合呼氣。

3 向左轉身至面部朝左，上身盡量向左前俯，右手盡量向左探伸，眼看右手，配合吸氣。

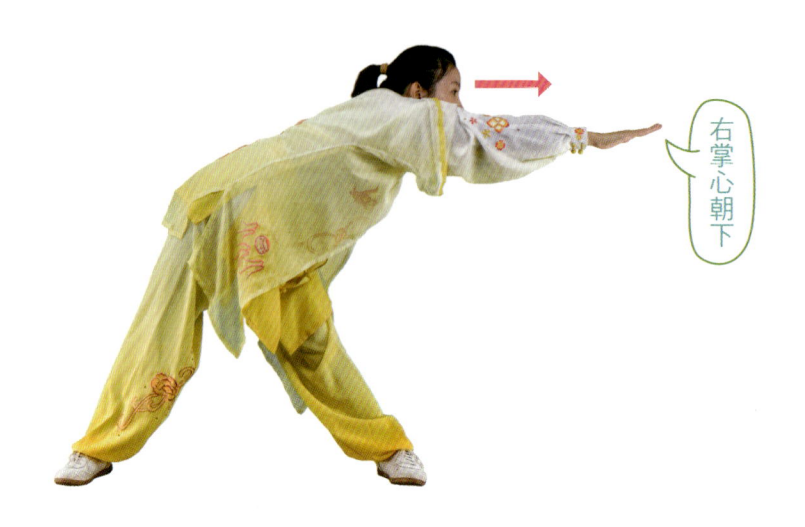

右掌心朝下

4 屈膝下蹲，兩大腿與地面平行，同時身體逐漸轉正；右臂隨轉身由身體左側經兩小腿前、劃弧至右腿外側，掌心朝上，配合呼氣。

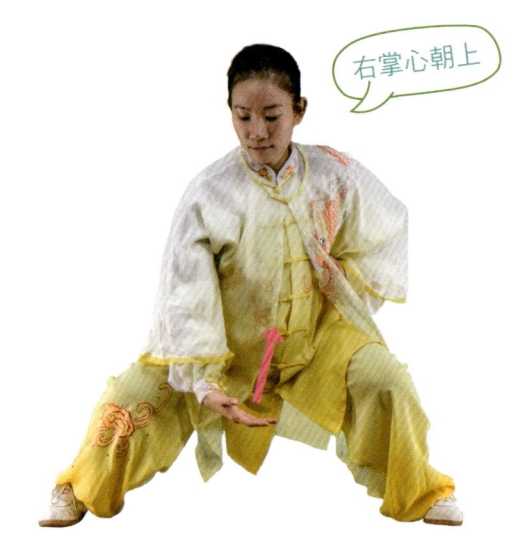

右掌心朝上

5 兩腿緩緩伸直，再做右式動作。整套動作與左式相同，僅方向相反。

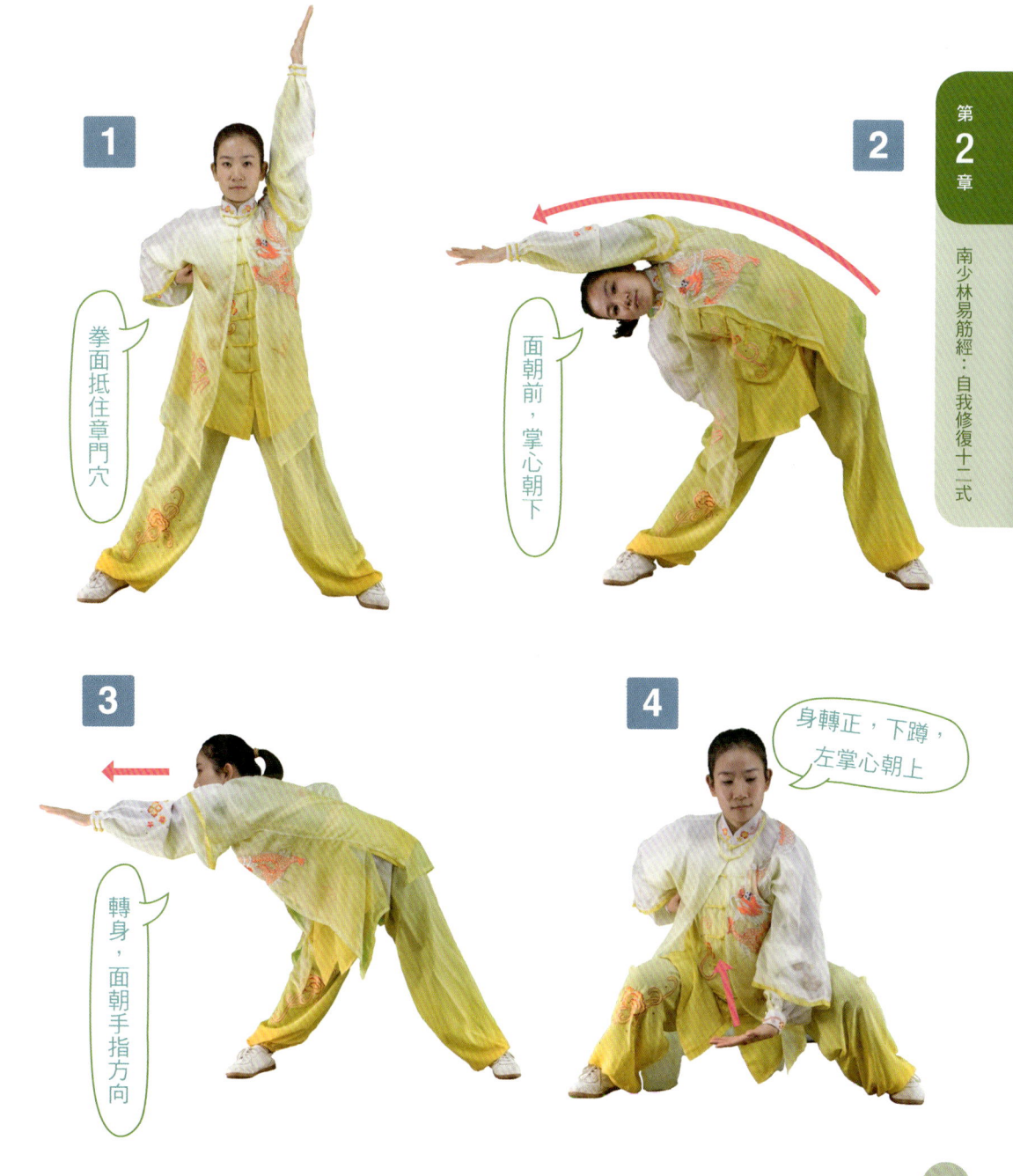

1 拳面抵住章門穴

2 面朝前，掌心朝下

3 轉身，面朝手指方向

4 身轉正，下蹲，左掌心朝上

第2章 南少林易筋經：自我修復十二式

6 兩腿緩緩伸直,同時兩手收至腰間,握拳;左腳收回,併步直立。

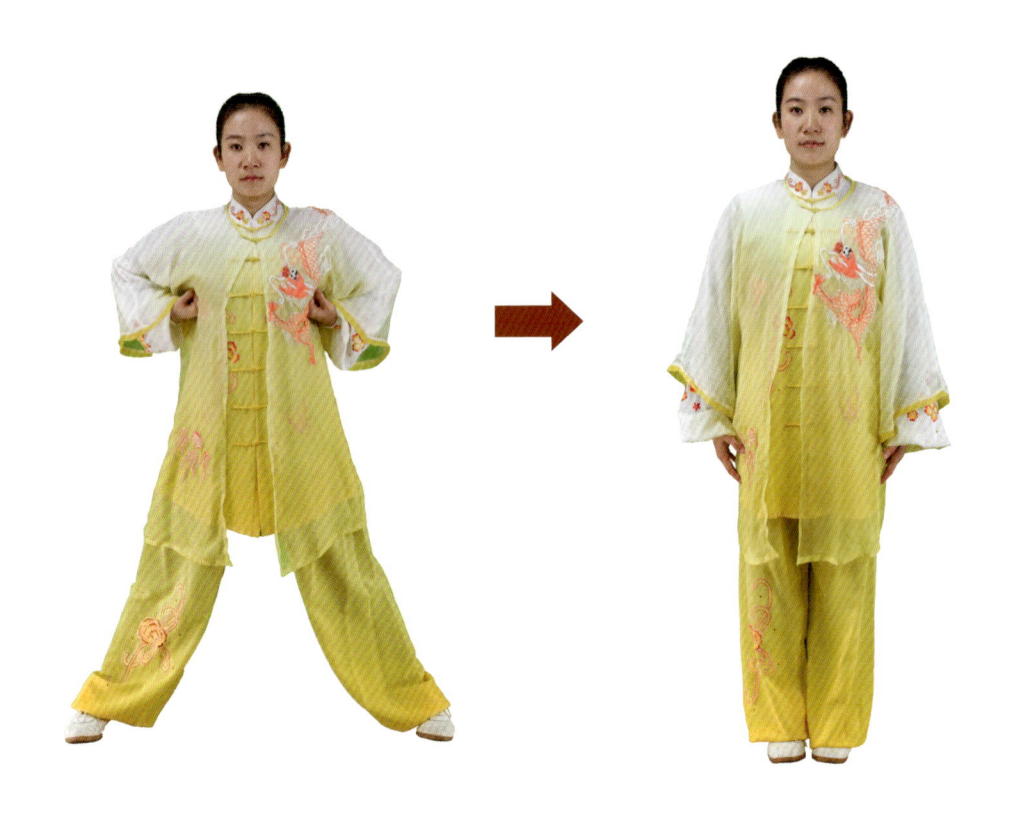

- **動作要點** **手臂盡量側伸**,上身由側屈轉為向前,由吸氣轉為呼氣協調配合,以氣帶動,才能使動作連貫圓活。
- **呼吸要點** 鼻吸鼻呼氣。

意念及機制

青龍在丹經裡表示「心」，心藏神，那麼這一式一定和心有關係。所以說，「青龍探爪」探的是手厥陰心包經。這個動作專練肺、肝、膽和帶脈，即所謂「降龍伏虎」的動功。右爪側探把右邊的期門穴、雲門穴張開，而左邊的期門穴、雲門穴閉著。**側身扭轉，鍛鍊腰腹處的帶脈**，左右交替進行，符合太極的原理。

健身功效

此式對腰及腿軟組織勞損、轉腰不便、脊椎側彎、腿及肩臂的痠痛或麻木，以及屈伸不利等問題能有效改善。藉由側彎腰及扭腰前探來伸展脅間肌，胸廓相對增大，使肺的通氣量加大，肺泡的張力增強，從而可治療老年性的肺氣腫及肺擴張不全。按壓章門穴可達到協調五臟氣機、調理脾胃的作用。

第十式

臥虎撲食──手少陽經筋的伸展

口訣

兩足分蹲身似傾，左弓右箭腿相更，
昂頭胸作探前勢，翹尾朝天掉換行，
呼吸調勻均出入，指尖著地賴支撐，
還將腰背傴低下，順式收身復立平。

觀看影片

臥虎撲食示範

1 向左轉身90度，左腳向左邁出一大步、成左弓步；兩手由腰側做向前撲伸動作，兩手高與肩平、寬同肩，掌心朝前，坐腕，兩手呈虎爪狀，配合呼氣。

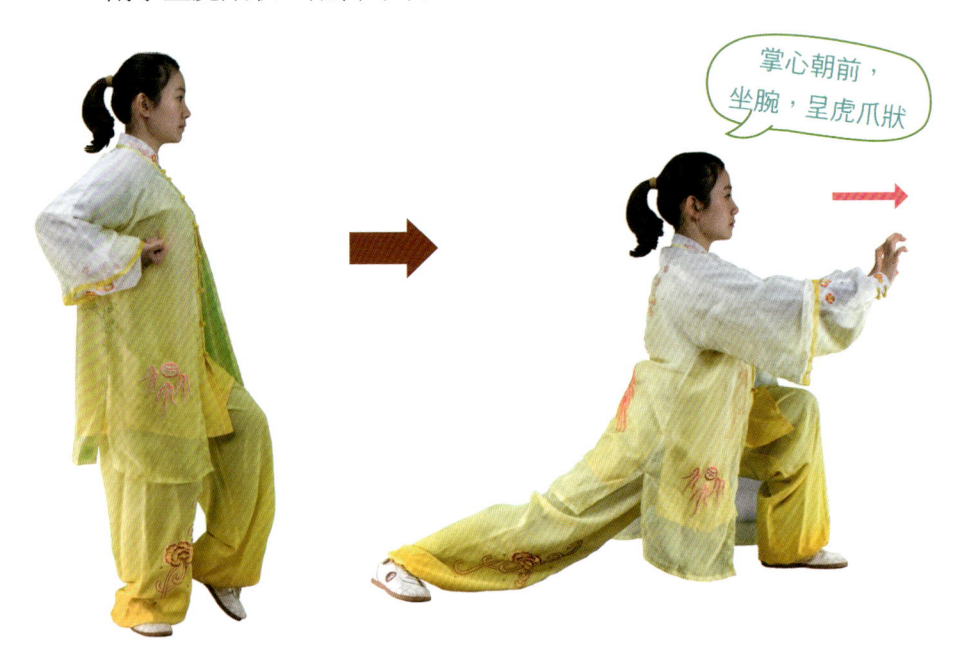

掌心朝前，坐腕，呈虎爪狀

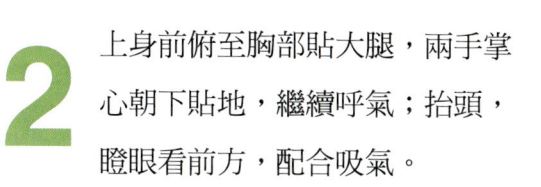

2 上身前俯至胸部貼大腿，兩手掌心朝下貼地，繼續呼氣；抬頭，瞪眼看前方，配合吸氣。

抬頭，掌心朝下

3 上身抬起，直立，身體重心盡量向右腿移動，右腿屈膝，左腿蹬直；同時兩手沿左腿兩側、經腰側，提至胸前，兩手呈虎爪狀，同時配合深吸氣。

重心放右腿，左腿蹬直

4 右腿蹬地，身體重心前移，成左弓步；同時兩手向前做撲伸動作，兩臂伸直，兩手呈虎爪狀，配合深呼氣，也可發聲，以聲催力。

兩手呈虎爪狀

5 兩臂外旋，掌心朝上，握拳收至腰側；身體重心移至左腿，右腳收至左腳內側，再向右轉身180度（圖 **1**），右腳向右邁出一大步，成右弓步，再做右式動作。整套動作與左式相同，僅方向相反。

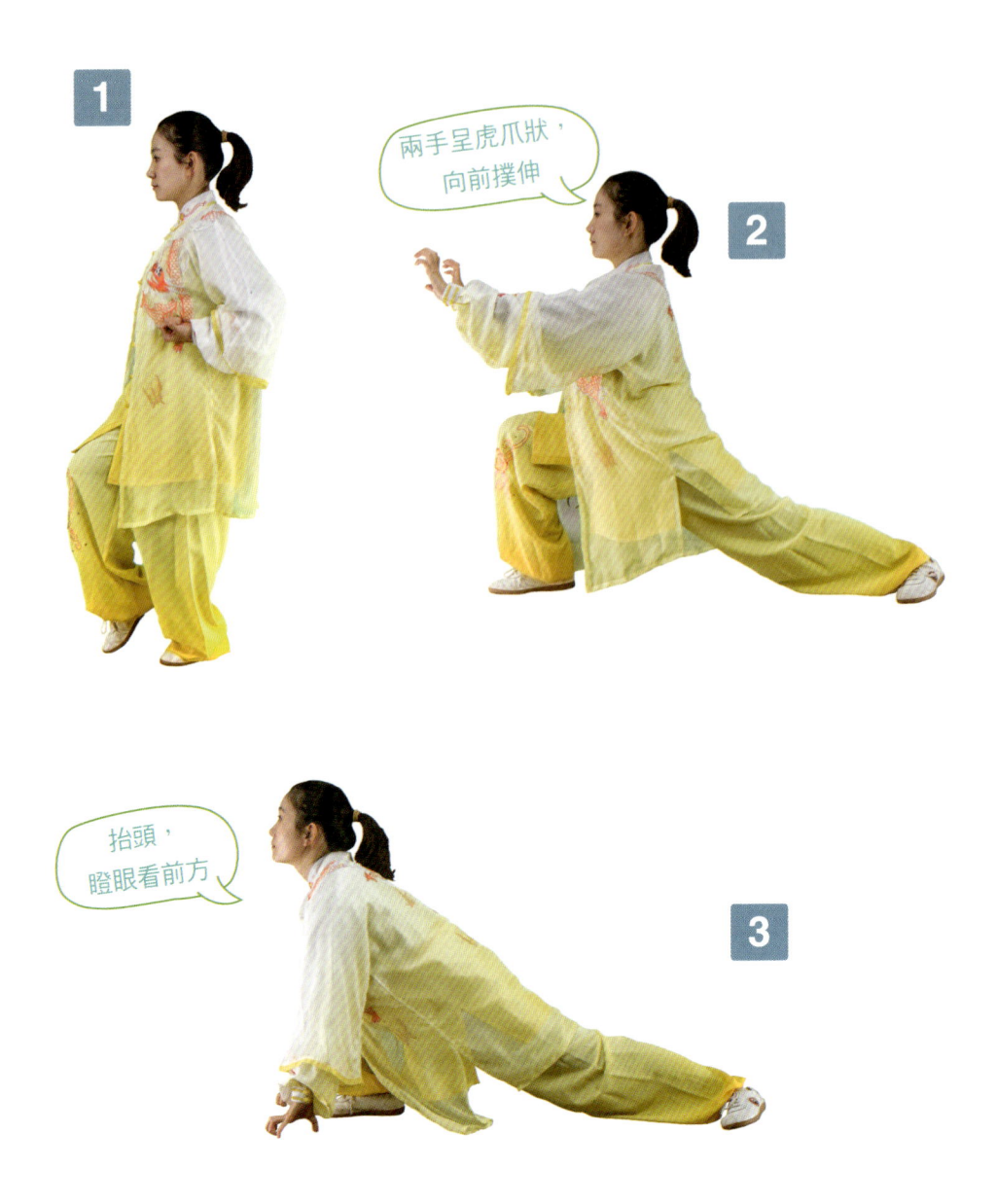

1

兩手呈虎爪狀，
向前撲伸

2

抬頭，
瞪眼看前方

3

4 重心往左腿移

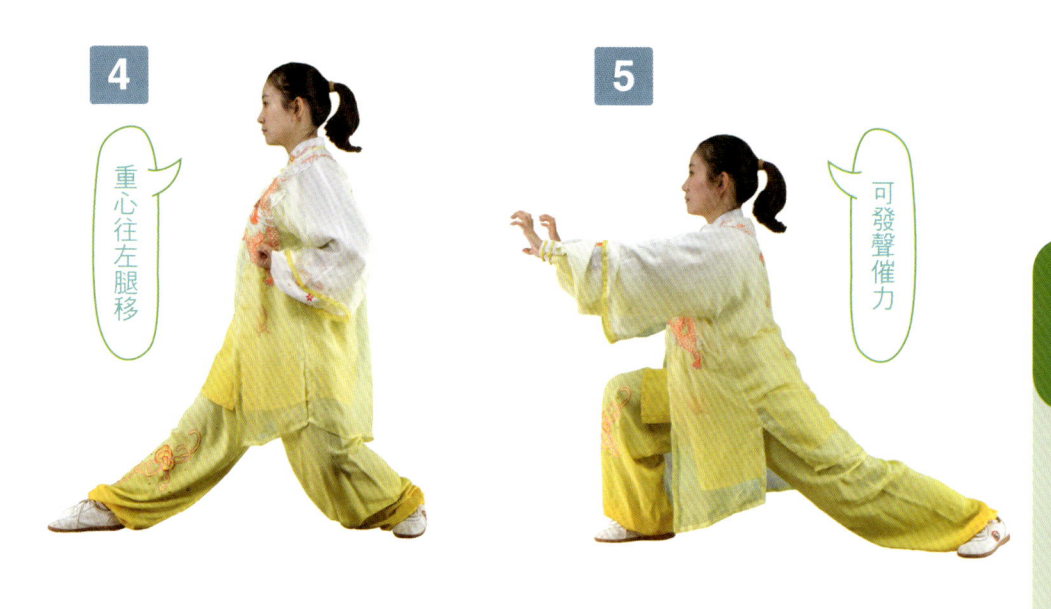

5 可發聲催力

6 兩臂外旋，兩掌心翻轉朝上，兩掌變拳之後收至腰兩側；身體轉正，左腳收至右腳內側，兩腳併攏，同時兩手下落，兩臂自然下垂於身側，成直立式。

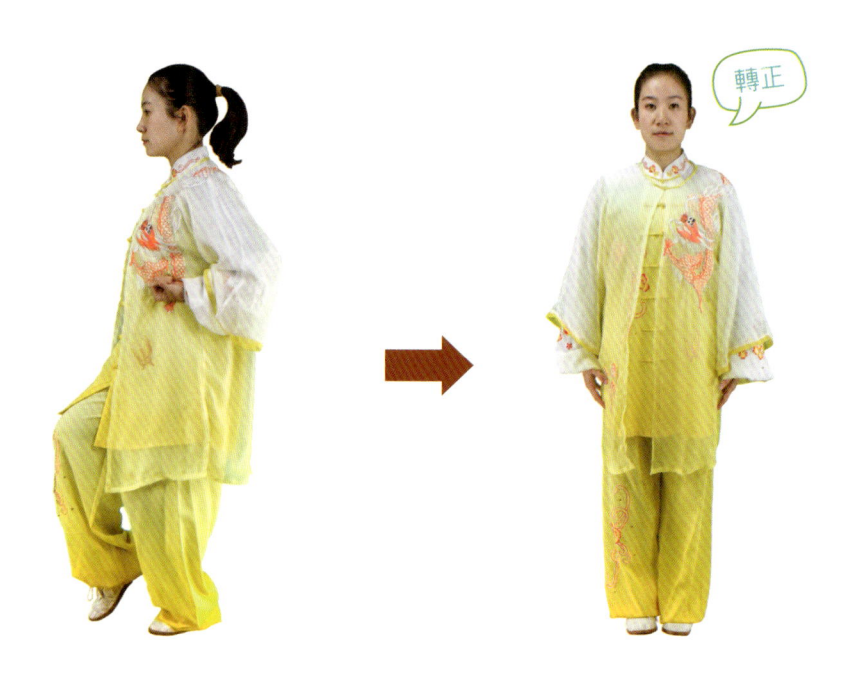

轉正

第 2 章　南少林易筋經：自我修復十二式

- **動作要點** 向前撲伸，**注意發力順序，起於根，順於中，達於梢**，腿、腰、臂，三節貫通，力達虎爪。
- **呼吸要點** 鼻吸口呼氣。

意念及機制

虎一直是人們喜愛的保護神，崇虎已成為中華民族共同的文化理念。此式取「臥虎撲食」的姿勢為名，就是在崇虎文化的背景下，認為虎是百獸之王，能吸天地的靈氣自養壯威，人學其勢，旨在調和內在神氣，疏通經脈關節，使內在神氣與天地之氣接通，吸取天地間的靈氣，以滋養人體內的元神元氣，增強自身的精神氣魄、體力。此式動作就是**借虎的姿勢來練內氣，增強內力，調和元神元氣**，以鍛鍊全身筋骨血脈，達到強身健體、延年益壽的目的。

此姿勢著重撐伸任脈，旨在調理任脈，溝通任督，平衡陰陽，以達疏通經脈、關節、流暢氣血的作用。氣息出入均勻、緩慢和暢，則能心靜體鬆，氣和神定。通過手指、足趾尖著地來支撐身體，能達到鍛鍊筋骨、增強內力的作用，使神氣充滿全身內外上下。此式的功用很大，練之得法，定能受益。

健身功效

此式神威並重，勢不可擋，有強腰壯腎、健骨生髓的效果。

第十一式
打躬勢──足少陽經筋的伸展

口訣

兩手齊持腦，垂腰至膝間，
頭惟探胯下，口更齒牙關，
掩耳鳴天鼓，調元氣自閑，
舌尖還抵顎，力在肘雙彎。

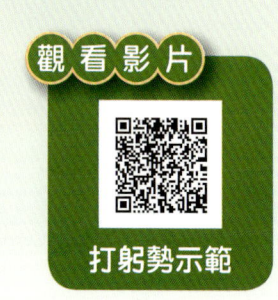

觀看影片

打躬勢示範

第 2 章　南少林易筋經：自我修復十二式

1 左腳向左橫跨一步，兩腳平行開立，屈膝下蹲、成馬步；同時兩臂由身側上舉至頭上，兩拳心相對，之後兩掌下落，屈肘抱於腦後，掌心緊按住兩耳，兩肘向兩側打開，與身體在同一平面上。

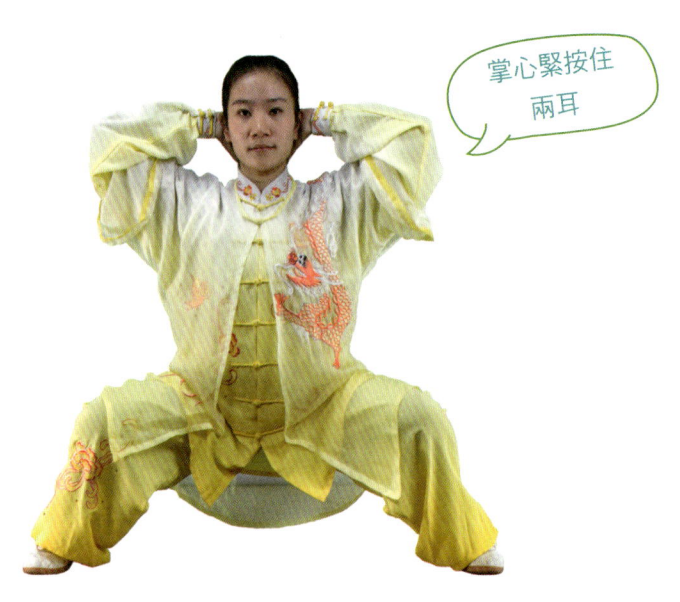

掌心緊按住兩耳

2 上身前俯,胸貼近大腿,低頭,兩腿由屈變伸,盡量伸直;兩肘內合,兩手以食指、中指、無名指交替在腦後輕彈數次,做「鳴天鼓」,配合自然呼吸。

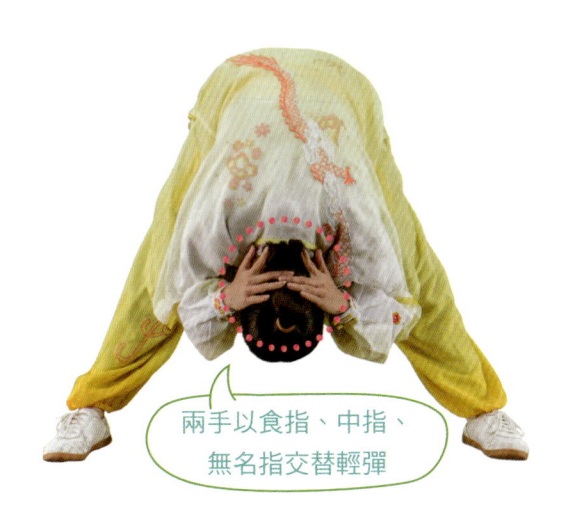

兩手以食指、中指、無名指交替輕彈

3 身體直立,兩腿屈蹲、成馬步;兩手抱於腦後。

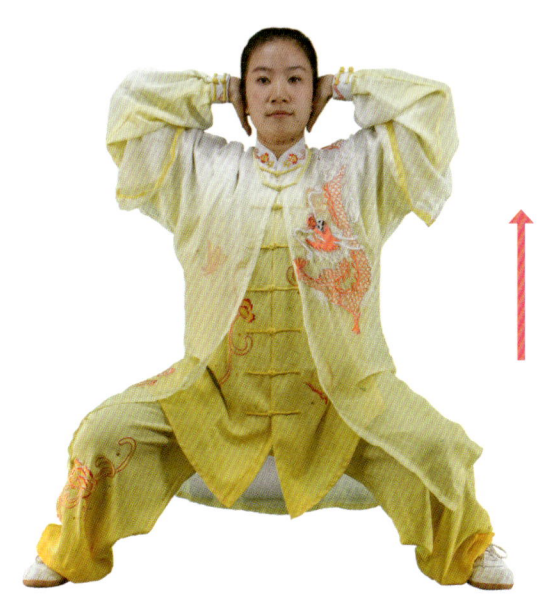

- **動作要點** 上身直立時，兩肘打開；上身前俯時，兩肘用力夾抱後腦，咬牙，舌抵上顎，鼻息調勻。
- **呼吸要點** 鼻吸鼻呼氣。

意念及機制

這個動作本身就有導引腎經絡的效果，運動到腰腎部，伸展脊背，增強活力。**形體的開合在於打躬和起身**，躬身下探時要保持肩背平直，起身後則抬頭，挺胸，挺腹，確保身體的舒展，以疏導腎經。

腎與膀胱相表裡，中醫認為「腎開竅於耳」，導引此勢時，須用兩手心的勞宮穴掩緊兩耳使之「閉」，並向下打躬；起身時，再逐漸放鬆使之「開」，也有心腎交泰的養生觀念。

健身功效

此式躬身輕擊頭的後腦部，可促使血液充分流注於腦，改善腦部血液循環，有醒腦、明目、美顏的效果，並且能消除脊背緊繃，使其柔韌有力。**可作為青少年脊椎側彎、項背筋膜炎、腎虛腰痛的傳統體療方法。**

第十二式
掉尾勢──足厥陰經筋的伸展

口訣

膝直膀伸,推手及地,
瞪目搖頭,凝神一志,
抬頭翹尾,身屈肢直,
袪病延年,無上三昧。

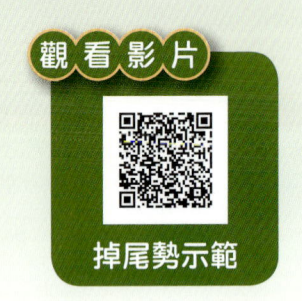

觀看影片

掉尾勢示範

1　（接上式）兩腿緩緩伸直;同時兩手向頭上撐起,掌心朝上,指尖相對,兩臂盡力伸直靠近頭部,配合吸氣。

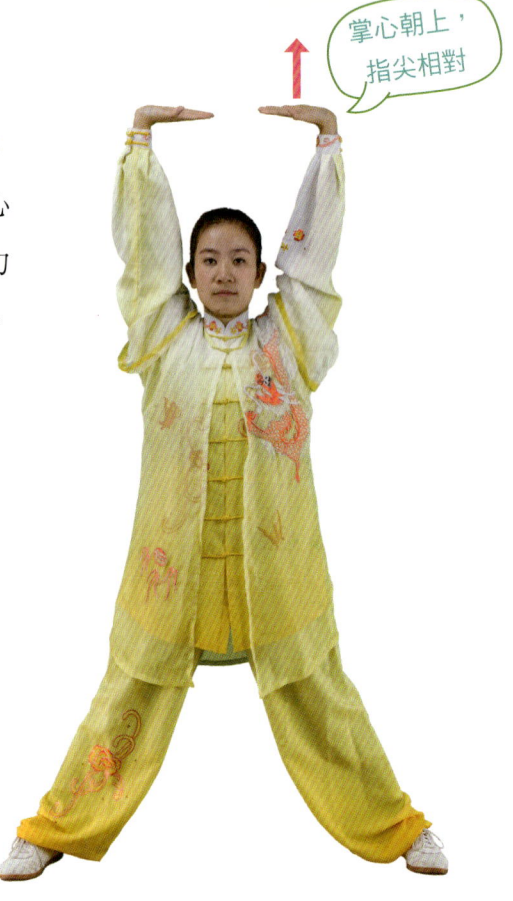

> 掌心朝上,指尖相對

2

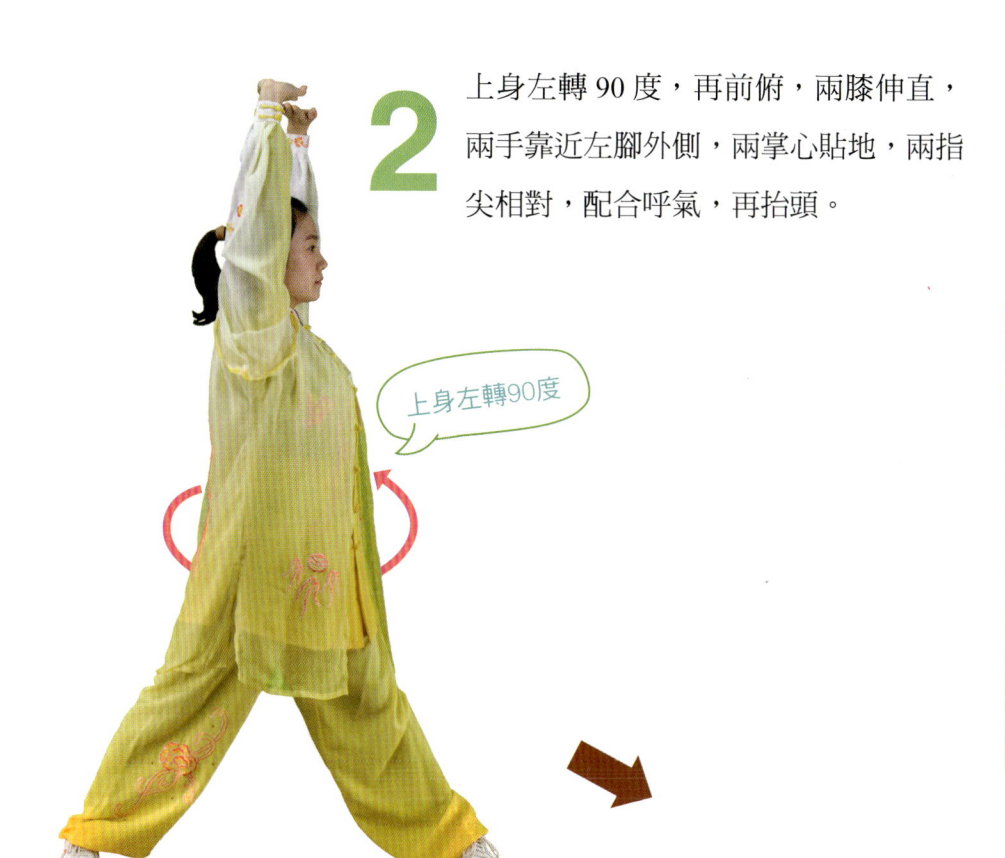

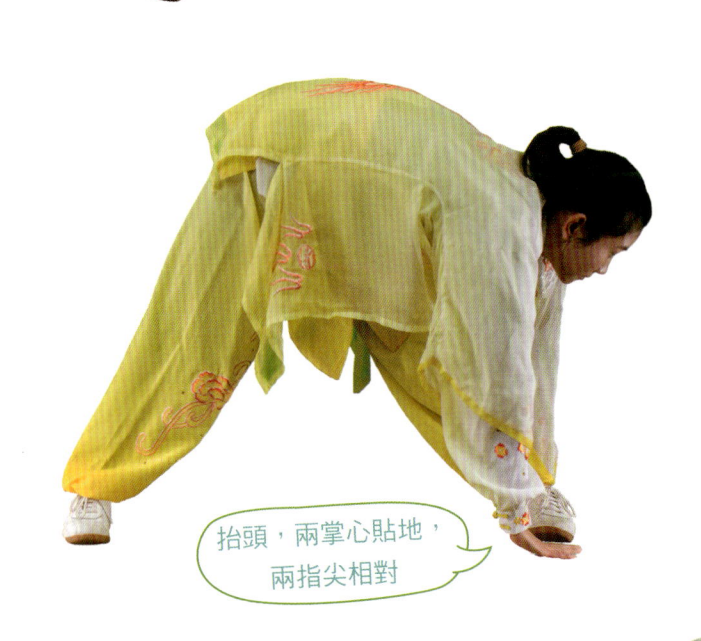

上身左轉 90 度，再前俯，兩膝伸直，兩手靠近左腳外側，兩掌心貼地，兩指尖相對，配合呼氣，再抬頭。

> 上身左轉90度

> 抬頭，兩掌心貼地，兩指尖相對

第 2 章　南少林易筋經：自我修復十二式

1 掌心朝上

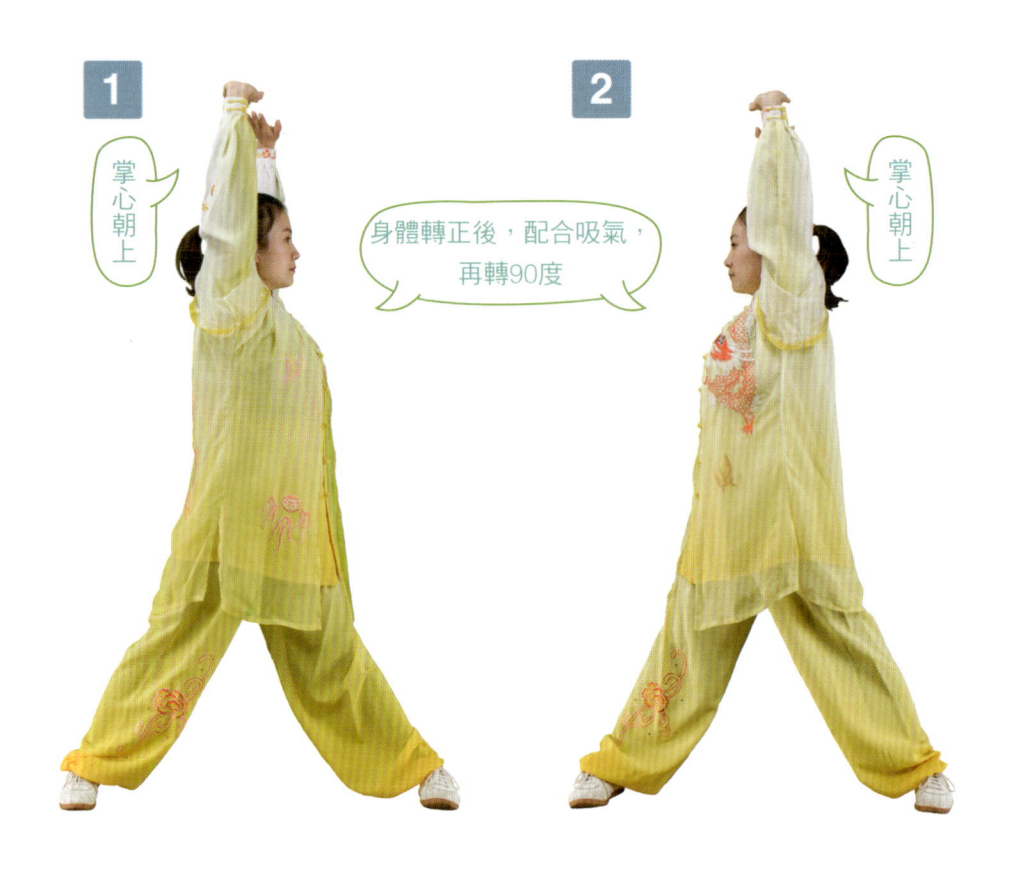

2 身體轉正後,配合吸氣,再轉90度

掌心朝上

3 兩膝伸直

3 上身直立（圖 **1**），身體轉正,配合吸氣；上身右轉90度（圖 **2**），再前俯,兩膝伸直,兩手靠近右腳外側,兩掌心貼地,兩指尖相對,配合呼氣,再抬頭。

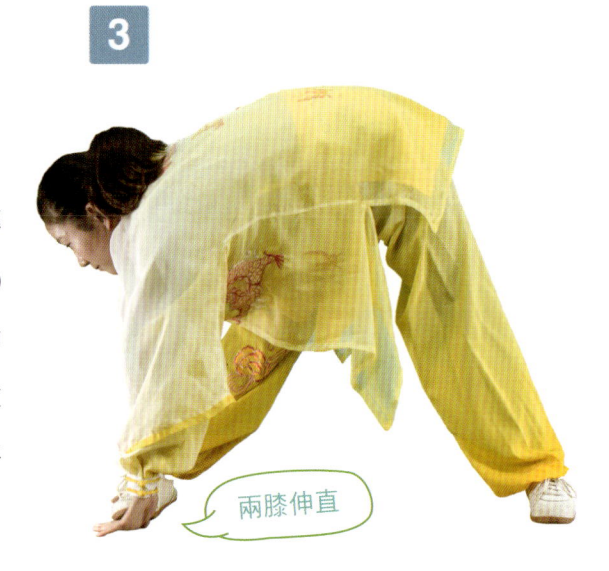

4 上身直立（下方左圖），身體轉正，兩手仍在頭上撐起，掌心朝上，指尖相對，兩臂盡量伸直靠近頭部，配合吸氣。

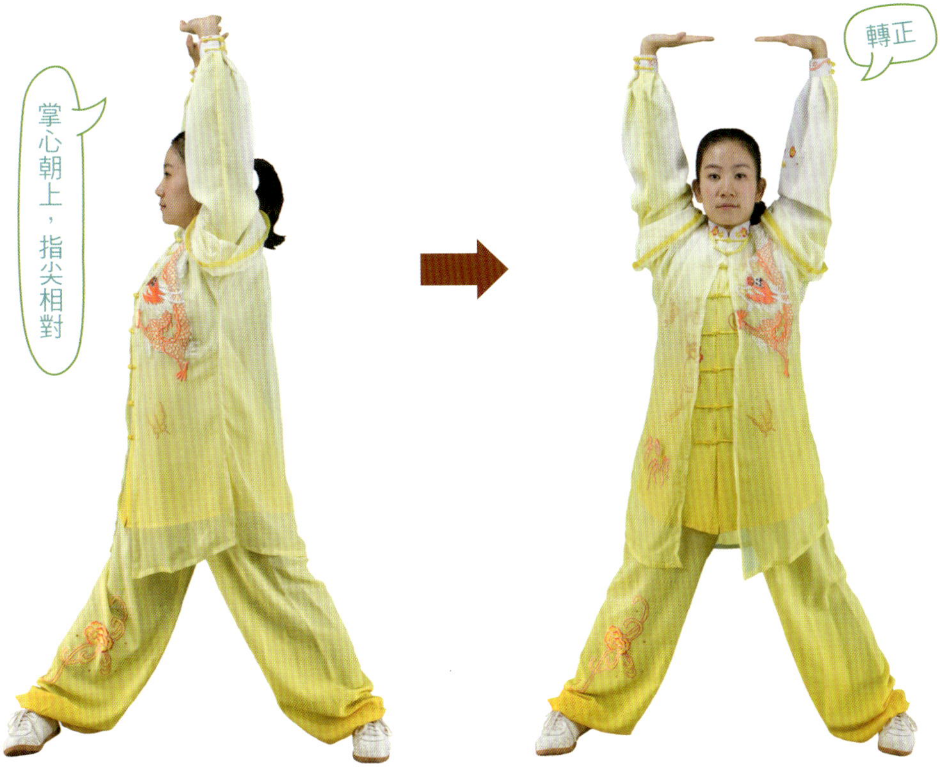

掌心朝上，指尖相對

轉正

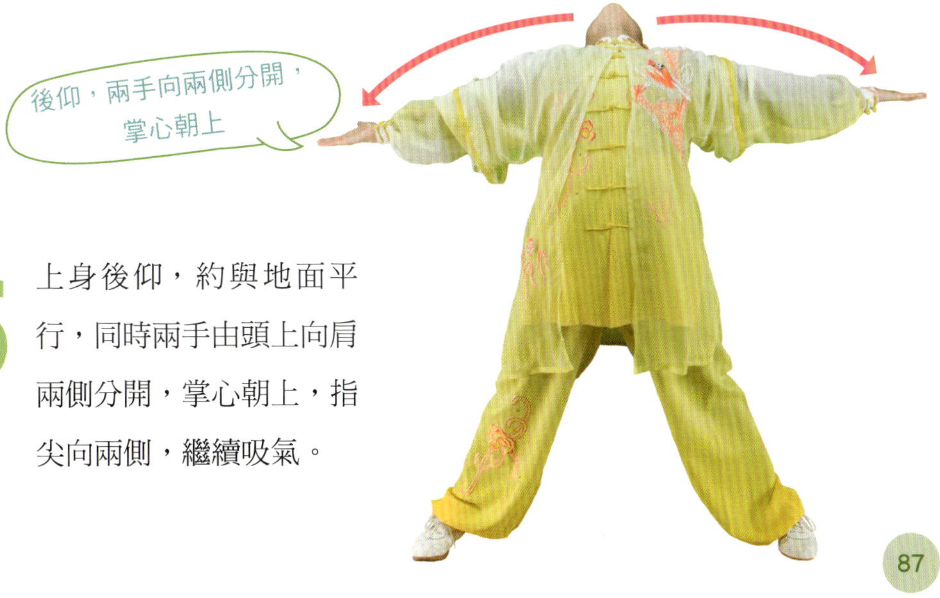

後仰，兩手向兩側分開，掌心朝上

5 上身後仰，約與地面平行，同時兩手由頭上向肩兩側分開，掌心朝上，指尖向兩側，繼續吸氣。

第 2 章 南少林易筋經：自我修復十二式

6 上身前俯,兩臂由身側向前擺至兩肩前,兩掌心朝上,兩臂盡量伸直,抬頭眼向前看;之後身體下彎,兩手內旋,掌心朝下,指尖相對,下按至兩腳內側,兩手貼地,胸部靠近大腿,配合呼氣。

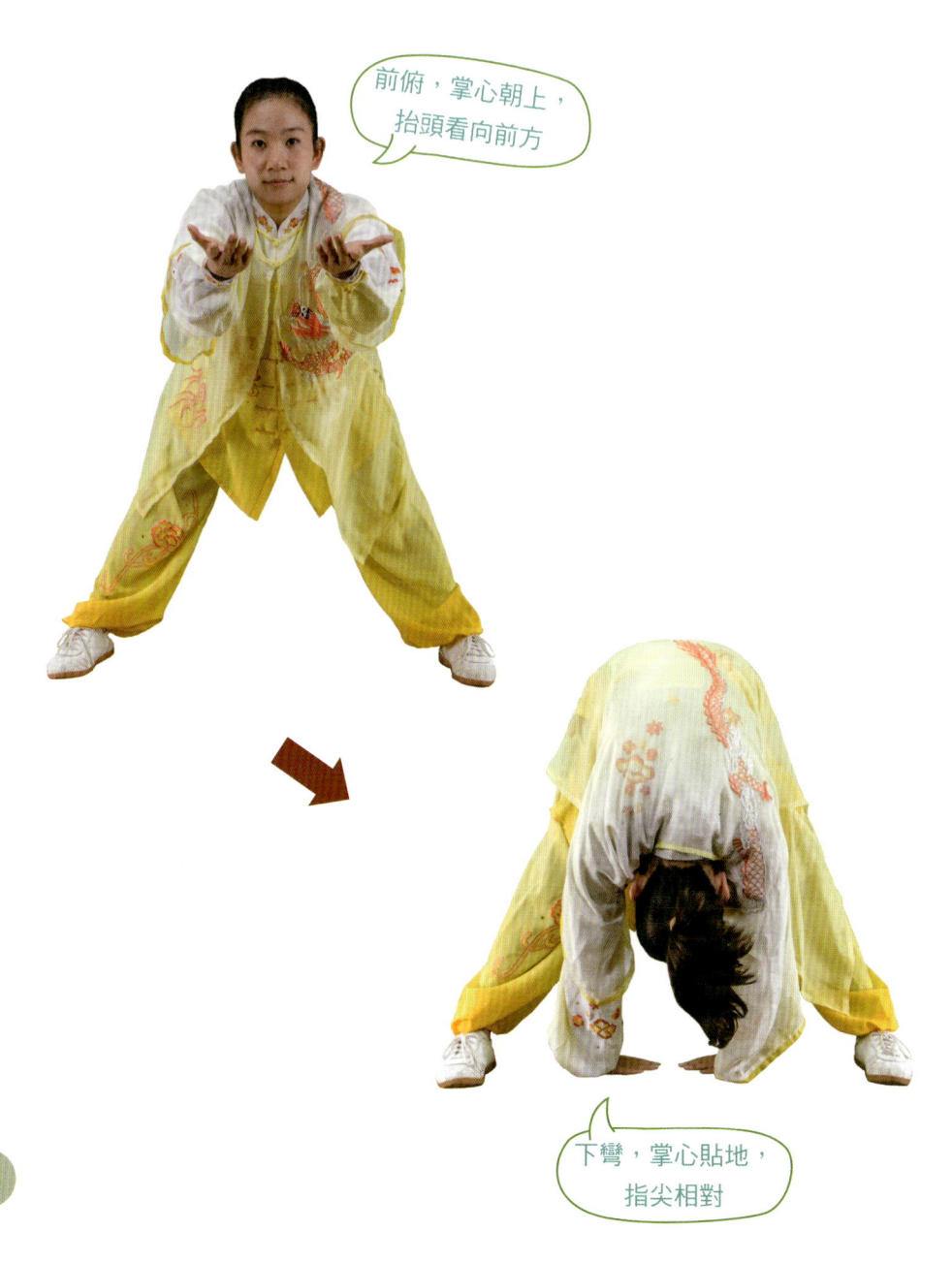

前俯,掌心朝上,抬頭看向前方

下彎,掌心貼地,指尖相對

7 上身直立,同時兩臂前平舉,兩掌心**翻轉**朝上,配合吸氣;之後兩掌心**翻轉**朝下,俯掌下按收至身體兩側,左腳收至右腳內側,兩腳併攏成直立式,配合呼氣。

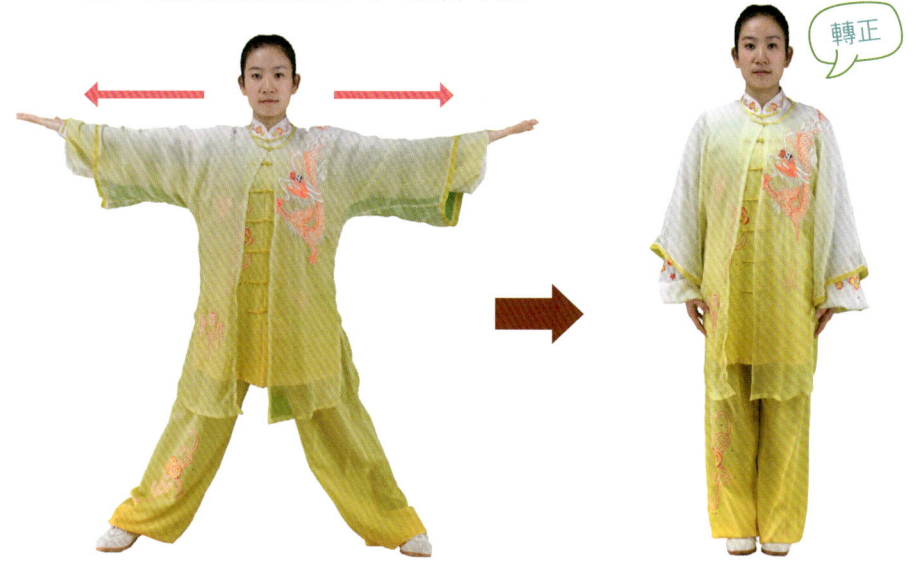

轉正

- **動作要點** 上身向左、右、前、後四個方位俯仰運動,**兩膝必須伸直,充分伸展,拉長相關肌群和韌帶**,運動幅度因人而異,由小至大,循序漸進。
- **呼吸要點** 鼻吸鼻呼氣。

意念及機制　根據功法文獻及功法的動作要領要求,「掉尾勢」應該具有兩方面的意義:**一是指結尾**,即是功法最後結束練功的部分,收功的一種方法;**二是指尾閭、尾椎、尾骨**。尾閭動,臟腑及脊背動,鍛鍊臟腑之間的筋膜,內感增強,有利於暢通相應的經絡,增加周身氣血供應,增強身體活力,提高人的運動能力,具有延年益壽的功效。

第2章　南少林易筋經:自我修復十二式

從中醫陰陽學說、經絡學說的角度，可以發現此式動作的身體前屈是用來鍛鍊督脈；而塌腰，挺胸，抬頭是對任脈的鍛鍊。這組身體前屈、抬頭、挺胸、塌腰和翹尾的姿勢動作，可以伸展胸腹前的任脈，以擠壓刺激背後的督脈。而旋尾轉身動作可刺激肋腰部兩側的大包、期門、日月、章門，還可以刺激背部的風門、膏肓、肺俞、心俞、膈俞、肝俞、膽俞、脾俞、胃俞、腎俞、膀胱俞、次髎等要穴，同時梳理任督二脈，對於調節五臟六腑的功能，也具有良好的作用。

此式動作就是透過身體前屈及抬頭，靜心鬆體，精神內守，專心用意引動尾閭左右旋轉擺尾，帶動脊椎左右節節湧動，形成擺尾搖頭之勢，使神、氣、形融為一體，做到神到、氣到、力到，神、氣、力收發自如，進而使全身經絡氣血在前面各式動作鍛鍊的基礎上，得到進一步的調和，達到筋柔骨堅、延年益壽的目的。

健身功效

此式神筋拔骨，轉骨擰筋，扭轉脊椎及全身各個關節，充分活動全身以及最大限度地活動脊椎，**對脊椎與脊椎周圍的神經叢有良好的刺激作用**，長期訓練也有抗衰老的功效，故有「動諸關節以求難老」的說法。此式可作為慢性疲勞症候群、肩關節周圍炎以及腰背部等慢性病症的傳統體療方法。

第3章

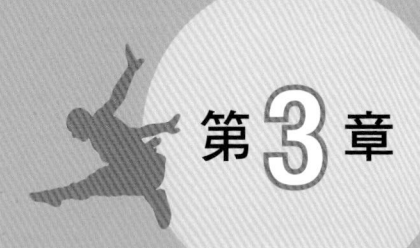

南少林易筋術：
快速消除痠痛

消除頸部痠痛的易筋術

人們在運動訓練時,很少會考慮到頸部肌肉。直到頸部僵硬時,才意識到頸部柔韌性的問題。頸部僵硬通常與不正確的姿勢有關,但是任何身體活動都可能導致這一症狀。頸部的柔韌性不好,通常是因為頸部保持在某一位置的時間過長。另外,運動後,頸部肌肉疲勞也會使頸部僵硬。接下來要介紹的易筋術訓練,可以幫助你恢復因為運動與不正常的姿勢所引起的頸部痠痛。

・雙人伸展除痛・

動作要領

1. 被操作者端坐,下頜稍內收。
2. 操作者站在被操作者身後,前臂固定在其岡上窩外 1/2 處,另一手夾持耳朵稍上提(延展),並固定其頭部。
3. 被操作者須鼻吸口呼。深吸氣後,緩慢呼出。呼出時,先緩慢側屈,持續 30 秒後、再鼻吸口呼,再持續 30 秒。
4. 操作者用固定頭部的手,叮囑被操作者抵抗阻力,鼻吸口呼持續 5 秒。
5. 被操作者鼻吸口呼。呼氣後,協助被操作者還原。

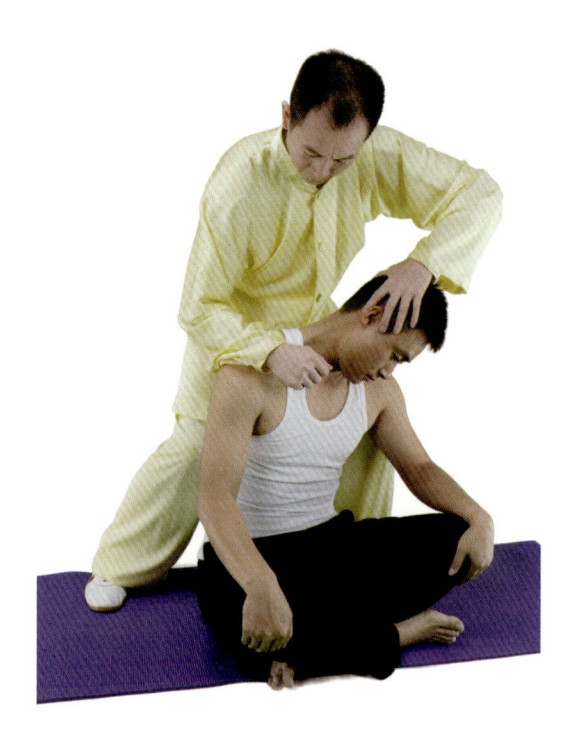

| 呼吸與意念的配合 | 被操作者頭部側屈時,須配合呼氣放鬆;達到極限後,第二次再配合呼氣放鬆,再到極限;第三次先吸氣、再閉氣,頸部肌群往反方向用力對抗,持續5秒。將意念氣血灌注到頸部經筋中。 |

治療作用

疏通手陽明經筋頸肩段,強壯經筋所循行處的肌肉。用於修復提肩胛肌、斜角肌的損傷,預防和輔助治療頸椎病。

·自我伸展除痛·

▶ 俯頸伸肌伸展

動作要領

坐直或站直,兩手交叉置於後腦頂部附近。輕輕將頭部垂直往下拉,盡可能讓下巴接觸胸部。

肌肉分析 ⟩ 伸展度較大的肌肉:斜方肌上部。

動作分析 ⟩ 此伸展訓練既可採用坐姿,也可以採用站姿。坐姿訓練時,伸展度會大一些;站姿訓練時,因為要保持平衡,會產生牽張反射,使伸展能力降低,所以不可聳肩,以免伸展減少。另外,要盡可能伸直頸部(不要彎曲),**讓下巴接觸胸部最下方。**

呼吸與意念的配合 雙手往下伸展時,呼氣放鬆,盡可能做到頸部後側肌群伸展的極限;第二次伸展時,配合呼氣放鬆,再到極限;第三次先吸氣、再閉氣,頸部肌群往反方向用力對抗,持續5秒。將意念氣血灌注到頸部後側肌群中。

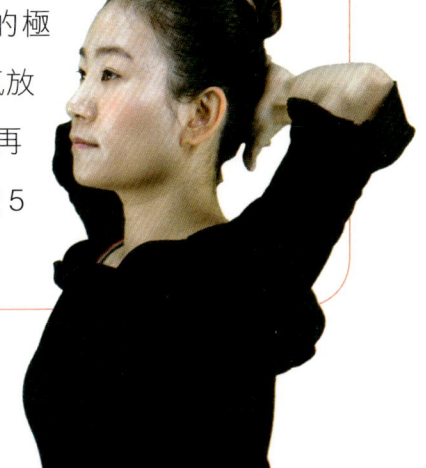

▶ 頸伸肌迴旋牽拉

動作要領

　　坐直或站直,將左手置於後頭頂附近;將頭往斜下方拉,使下巴盡量靠近左肩。以上為伸展右側的動作,伸展左側的動作與右側相同,僅方向相反。

肌肉分析〉伸展度最大的肌肉:右或左側斜方肌上部、右或左側胸鎖乳突肌。

動作分析〉此伸展訓練既可採用坐姿,也可採用站姿。坐姿訓練時,伸展度會大一些;站姿訓練時,因為要保持平衡,會產生牽張反射,伸展能力會降低,所以不可聳肩,以免伸展減少。另外,也要**盡可能使下巴接近左肩或右肩**。

呼吸與意念的配合〉左手往左下方伸展時,呼氣放鬆,盡可能做到頸部右後側肌群伸展的極限;第二次伸展時,配合呼氣放鬆,再到極限;第三次先吸氣、再閉氣,頸部左後側肌群往反方向用力對抗,持續5秒。將意念氣血灌注到頸部右後側肌群中。伸展左側的動作與右側相同,僅方向相反,其他配合方法皆相同。

▶ 頸屈肌伸展

動作要領

坐直或站直；兩手交叉，手掌置於前額；將頭往後拉直至鼻子正對天花板。

肌肉分析〉伸展度最大的肌肉：胸鎖乳突肌。

動作分析〉此伸展訓練既可採用坐姿，也可採用站姿。坐姿訓練時，伸展度會大些；站姿訓練時，因為要保持平衡，會產生牽張反射，伸展能力會降低，所以不可以聳肩，以免伸展效果受限。另外，**要盡量將下巴往後繃緊**。

呼吸與意念的配合〉雙手往後按壓時，呼氣放鬆，盡可能做到頸部前側肌群伸展的極限；第二次伸展時，配合呼氣放鬆，再到極限；第三次先吸氣、再閉氣，頸部肌群往反方向用力對抗，持續 5 秒。將意念氣血灌注到頸部前側肌群中。

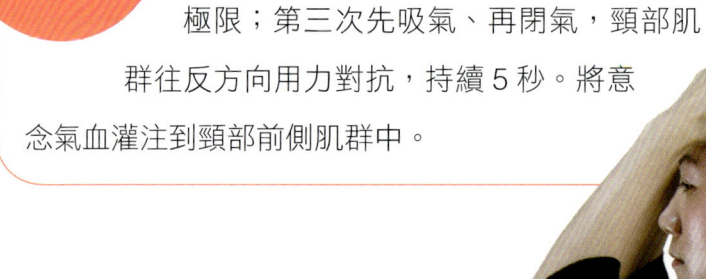

消除肩部痠痛的易筋術

肩部常見的疾病大多是因為斜方肌、三角肌、岡上肌、菱形肌、提肩胛肌等肌肉的僵硬，痙攣，產生痠痛所造成。這些肌肉的僵硬通常本身拮抗肌僵硬所造成的，如緊繃的胸部肌肉（即胸大肌）導致上背肌肉伸展程度不足，而伸展程度不足，就拉長了與上背肌相關的韌帶和肌腱。

· 雙人伸展除痛 ·

動作要領

被操作者自然盤坐，雙手後伸，屈臂，手肘貼住腰部；操作者在其身後成跪步勢，雙手扶其肘部，雙手同時往內用力到極限。

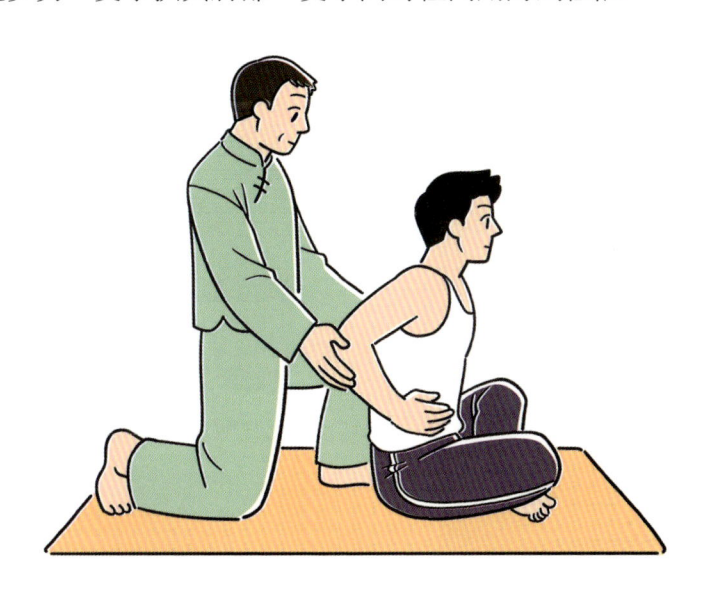

> **呼吸與意念的配合**　當兩肘往內壓時，被操作者配合呼氣放鬆，手臂上抬到極限；第二次再配合呼氣放鬆，再到極限；第三次先吸氣、再閉氣，兩肘往反方向用力對抗，持續5秒。將意念氣血灌注到手太陰經筋中。

> **治療作用**　這組動作主要用於修復三角肌前束，對沾黏性肩關節囊炎（五十肩）有輔助治療作用。

・自我伸展除痛・

▶ 單側肩屈肌伸展

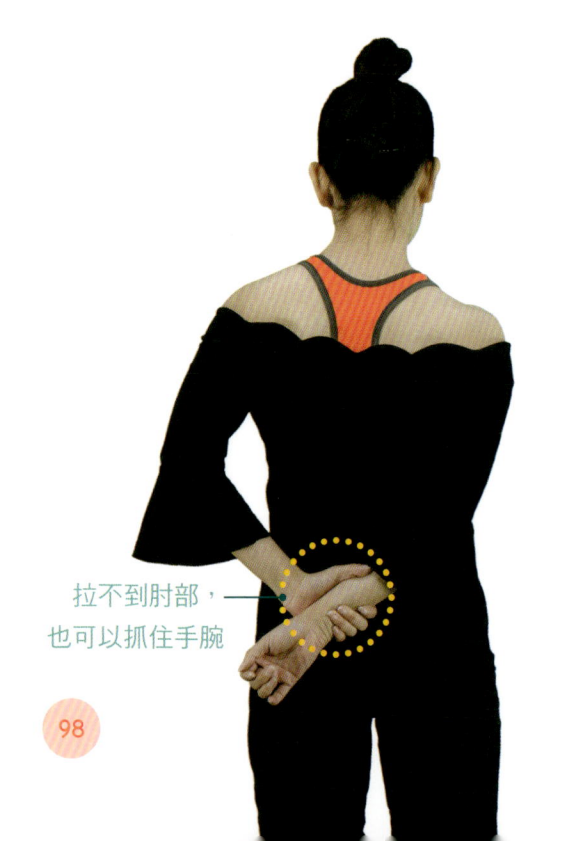

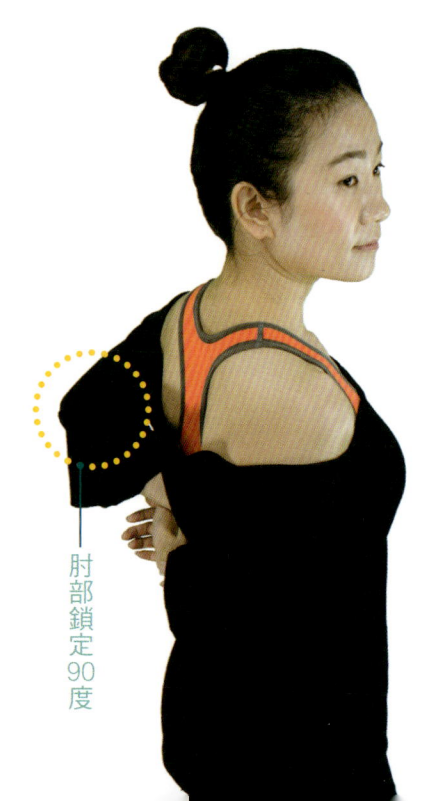

拉不到肘部，也可以抓住手腕

肘部鎖定90度

動作要領

　　直立（或坐在無靠背的椅子上），右手置於後背，肘部彎曲至 90 度，兩腳打開與肩同寬，腳尖朝前，左手抓住右手肘部，從背後拉右臂至左肩處。以上為伸展右側的動作，伸展左側的動作與右側相同，僅方向相反。

肌肉分析 ＞ 伸展度最大的肌肉：右或左側胸大肌、右或左側三角肌前部、右或左側三角肌中部。

動作分析 ＞ 在做動作時**如果拉不到肘部，也可以抓住手腕**。抓住手腕時，比較容易把手繞到後背。但要記住：抓得越往上，後伸的程度就越大，伸展效果就越佳。另外，要將肘部鎖定在 90 度左右，**不能彎腰**，因為彎腰會影響到伸展的力量。

呼吸與意念的配合　左手往左伸展時，呼氣放鬆，將肩部肌群伸展到極限；第二次再配合呼氣放鬆，再到極限；第三次先吸氣、再閉氣，將右側肩部肌群往反方向用力對抗，持續 5 秒。將意念氣血灌注到肩部右側肌群中。伸展左側的動作與右側相同，僅方向相反，其他配合方法皆相同。

▶ 肩內收肌、前伸肌和上提肌伸展

動作要領

　　兩腳直立與肩同寬，右臂從身前繞至左手接近左髖處，左手抓住右手肘部；左手往下用力將右手肘部拉至身體左側。以上為伸展右側的動作，伸展左側的動作與右側相同，僅方向相反。

肌肉分析　伸展度最大的肌肉：右或左側三角肌後部、右或左側背闊肌、右或左側肱三頭肌、右或左側斜方肌下部和中部。

動作分析　為了能達到最大化的伸展，不要聳肩或彎腰。如果不能將手繞至髖處，盡可能地靠近即可。**只要手臂的位置低於肩，就能伸展到所提到的肌肉。**

呼吸與意念的配合　左手往下伸展時，呼氣放鬆，將肩部肌群伸展到極限；第二次伸展時，配合呼氣放鬆，再到極限；第三次先吸氣、再閉氣，將右側肩部肌群往反方向用力對抗，持續 5 秒。將意念氣血灌注到肩部右側肌群中。伸展左側的動作與右側相同，僅方向相反，其他配合方法皆相同。

消除手臂痠痛的易筋術

上臂的主要關節——肘關節，是滑車關節，只能做或伸或屈的運動。控制手腕、手和手指運動的大多數肌肉，都分布在肘或肘附近，這就形成了肘部附近的肌腹和繞經腕部到達腕關節、手及指骨的肌腱。腕伸肌較僵硬時，會導致肘內側（靠近身體）的疼痛。

· 雙人伸展除痛 ·

動作要領

1. 被操作者盤坐。
2. 操作者坐在墊上，背對被操作者，要求其雙手後伸，分別輕靠在操作者肩膀上，兩手心朝外，操作者雙手分別握住被操作者的手腕處。
3. 被操作者鼻吸口呼。深吸氣後，緩慢呼出；呼氣時，操作者雙手往內用力，牽拉到被操作者的最大限度時，持續 30 秒。
4. 要求被操作者鼻吸口呼，用其 50% 的力量手臂內收，拮抗阻力持續 5 秒。
5. 被操作者鼻吸口呼。呼氣後，操作者協助還原。

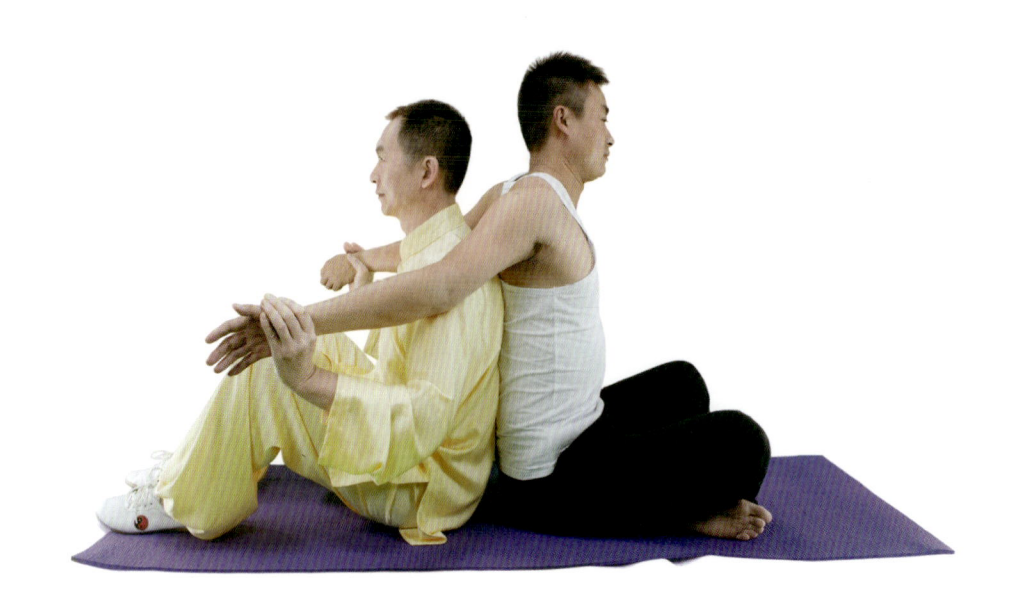

| 呼吸與意念的配合 | 當被操作者兩手臂外展時,配合呼氣放鬆;達到極限後,第二次再配合呼氣放鬆,再到極限;第三次先吸氣、再閉氣,手臂肌群往反方向用力對抗,持續5秒。將意念氣血灌注到腿部手少陰經筋中。 |

治療作用

用於修復喙肱肌、肱肌的損傷。對治療肩關節屈曲和內收,屈肘,有較好療效。

·自我伸展除痛·

▶ 肘伸肌（肱三頭肌）伸展

動作要領

坐直或站直，右臂肘部彎曲；抬右臂直至肘部靠近右耳，右手靠近左肩胛骨；用左手抓住右臂肘部，於腦後往地面方向推或拉右臂肘部。以上為伸展右側的動作，伸展左側的動作與右側相同，僅方向相反。

肌肉分析 ＞ 伸展度最大的肌肉：右或左側肱三頭肌。

動作分析 ＞ 坐在有靠背的椅子上做此伸展，能更好地控制平衡。**身體處於平衡狀態時，肌肉的伸展力更強。**

呼吸與意念的配合 左手往下伸展右手時，呼氣放鬆，將手臂後側肌群伸展到極限；第二次伸展時，再配合呼氣放鬆，再到極限；第三次先吸氣、再閉氣，將手臂後側肌群往反方向用力對抗，持續 5 秒。將意念氣血灌注到手臂後側肌群中。伸展左側的動作與右側相同，僅方向相反，其他配合方法皆相同。

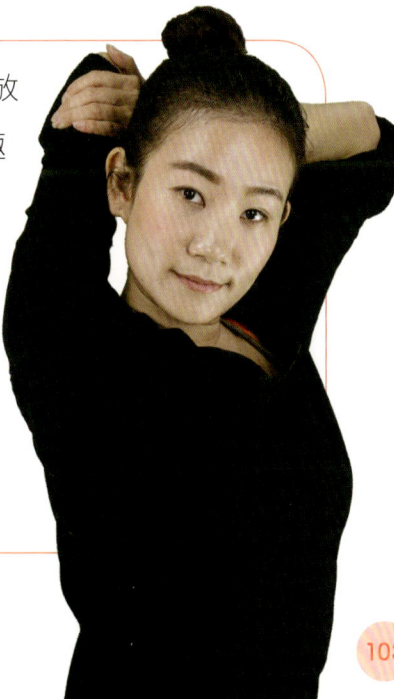

▶ 屈指肌伸展

動作要領

　　坐直或站直；肘部伸直，腕部盡量伸展，手指朝下；左手往右手肘關節方向拉右手指。以上為伸展右側的動作，伸展左側的動作與右側相同，僅方向相反。

肌肉分析　伸展度最大的肌肉：右或左側橈側屈腕肌、右或左側尺側屈腕肌、右或左側屈小指短肌、右或左側屈指深肌、右或左側屈指淺肌、右或左側掌長肌。

動作分析　肘部自然彎曲，選擇一個舒適的角度即可。在練習中，大家會發現，**盡力屈肘來推手會比較容易**。推手的力量往肘部方向推的效果最好。

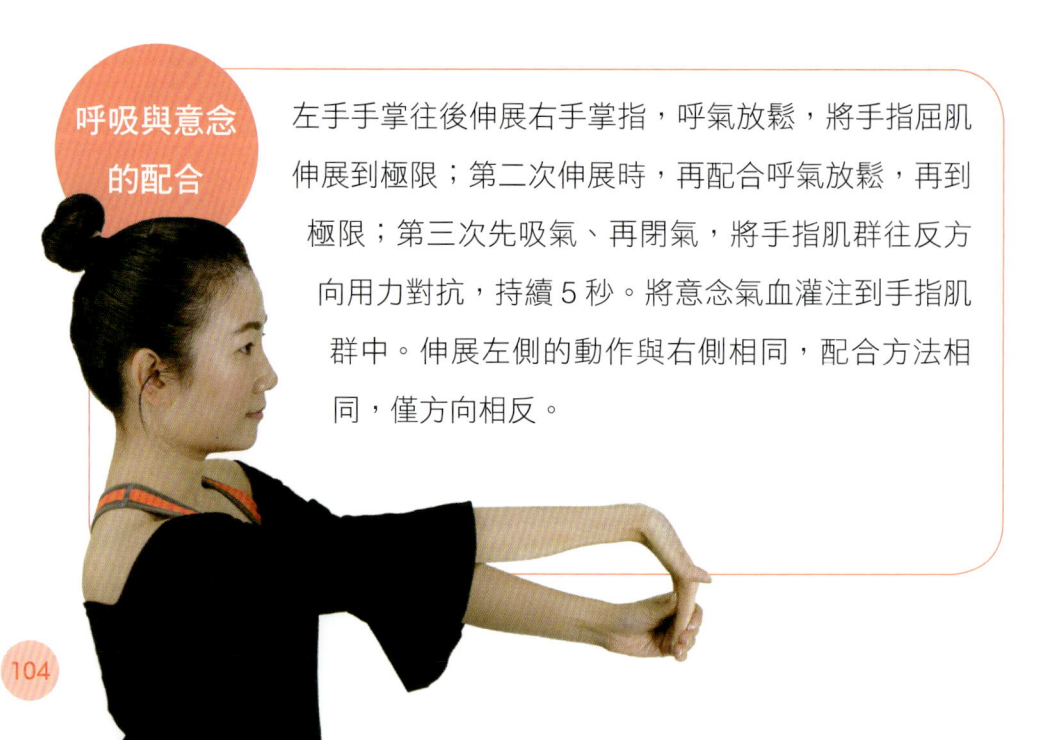

呼吸與意念的配合　左手手掌往後伸展右手掌指，呼氣放鬆，將手指屈肌伸展到極限；第二次伸展時，再配合呼氣放鬆，再到極限；第三次先吸氣、再閉氣，將手指肌群往反方向用力對抗，持續 5 秒。將意念氣血灌注到手指肌群中。伸展左側的動作與右側相同，配合方法相同，僅方向相反。

消除腰、背部疼痛的易筋術

負責下半身軀幹活動的許多肌肉，分布在骨盆與脊椎或胸腔之間。許多背肌僵硬的人會發現，伸展有助於減輕背肌僵硬引起的疼痛。擴大下半身肌肉的活動範圍可以擴大身體的活動範圍，也就能夠減少疼痛的產生。

・雙人伸展除痛・

動作要領

1. 被操作者跪姿，左手往右貼按於頸部，肘關節屈曲，右腳彎曲成90度，右手扶在右膝關節上，左腳小腿貼地。
2. 操作者站在被操作者身後，一手扶按其肩部，另一手握住其肘關節，右腳膝關節輕抵住被操作者的髂骨，防止其臀部後移。
3. 叮囑被操作者鼻吸口呼。氣深吸後，緩慢呼出。呼氣時，操作者膝關節盡量往前頂，兩手同時用力將被操作者的上半身盡量往後牽引，牽拉至最大限度。
4. 叮囑被操作者鼻吸口呼，拮抗阻力持續5秒。
5. 被操作者鼻吸口呼。呼氣後，操作者協助還原。

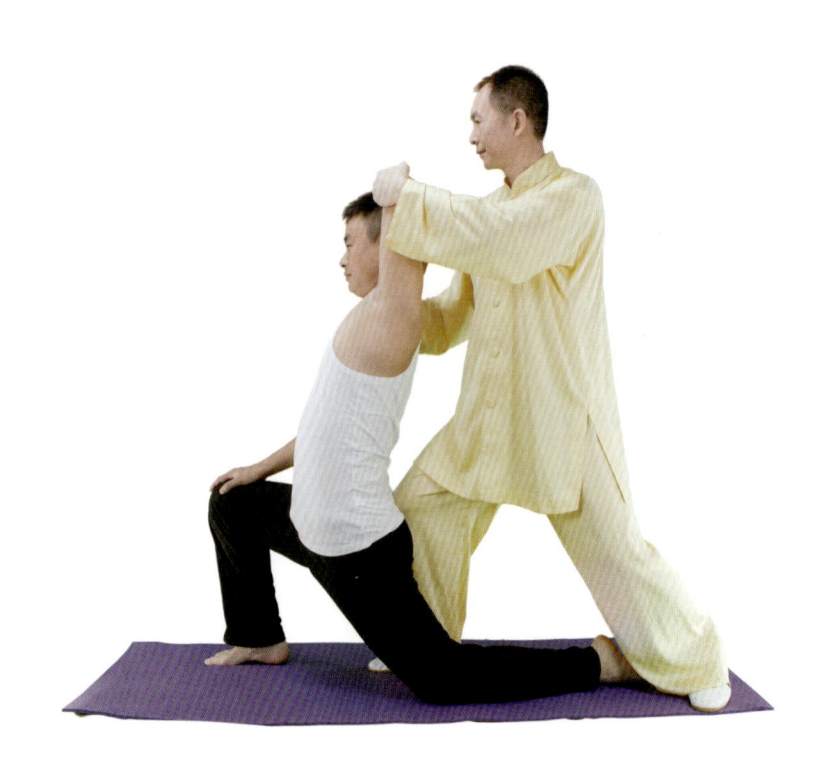

呼吸與意念的配合　第一次呼氣放鬆後,操作者膝關節盡量往前頂,兩手同時用力將其上半身盡量往後牽引;第二次再配合呼氣放鬆,再到極限;第三次先吸氣、再閉氣,身體往反方向用力對抗,持續5秒。將意念氣血灌注到足陽明經筋中。

治療作用
這組動作對髂腰肌修復,以及對足陽明經筋所循行處的肌肉有強壯作用。此外,對腰椎後仰受限者,有立竿見影的療效。

・自我伸展除痛・

▶ 俯臥下軀幹屈肌伸展

動作要領

俯在地上，兩手掌朝下，手指往髖部前方慢慢下腰，收臀，繼續將腰、頭、胸抬離地面。

肌肉分析　伸展度最大的肌肉：腹直肌、腹外斜肌、腹內斜肌。

動作分析　做此動作時，必須小心下腰的潛在危險，特別是腹肌較弱者。下腰導致的傷害主要有：脊椎過度擠壓、脊椎關節擠壓，以及腰椎骨擠壓脊椎神經。因此，**此伸展訓練僅推薦給肌肉比較僵硬的人來做。**伸展時，下腰幅度要小；**下腰時，提高臀部的緊繃度，盡量放鬆腰部。**

呼吸與意念的配合　下腰伸展時，呼氣放鬆，盡可能將腹部肌群伸展到極限；第二次再配合呼氣放鬆，再到極限；第三次先吸氣、再閉氣，腹部肌群往反方向用力對抗，持續5秒。將意念氣血灌注到腹部肌群中。

▶ **下軀幹側屈肌伸展**

動作要領

　　雙手放在右髖附近，收臀，推髖；繼續下腰，順時針扭轉身體，頭部往身體右邊低下。以上為伸展左側的動作，伸展右側的動作和左側相同，僅方向相反。

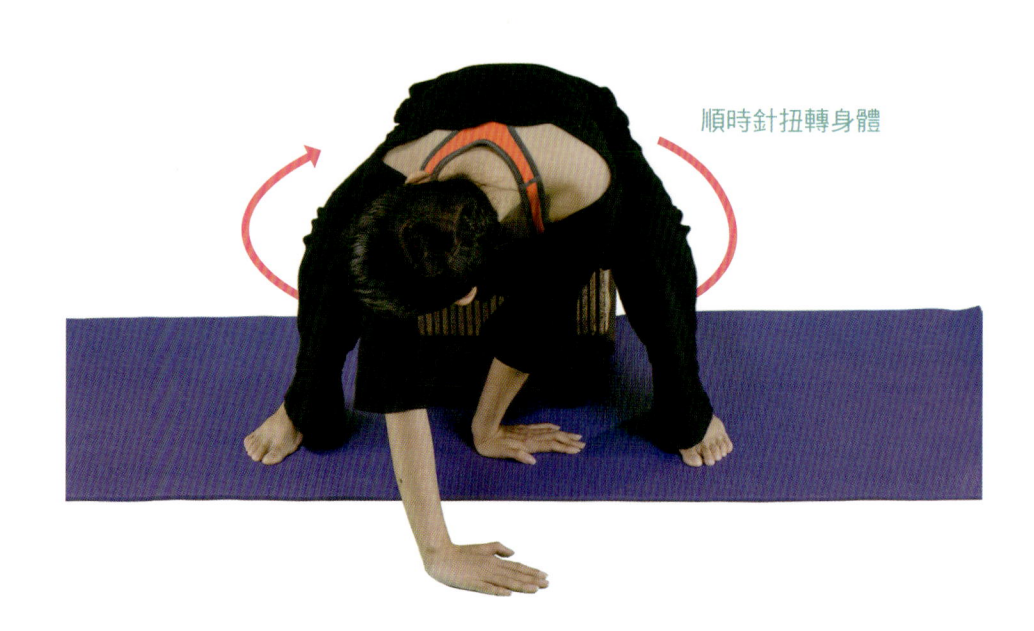

順時針扭轉身體

肌肉分析 ▷ 伸展度最大的肌肉：腹直肌、左或右側腹外斜肌、左或右側腹內斜肌。

動作分析 ▷ 此動作對脊椎前凸或腹肌較弱者來說，有潛在的危險。這種訓練可能會使脊椎前凸更嚴重，導致脊椎過度擠壓、脊椎關節擠壓，以及腰椎骨擠壓脊椎神經等情況。因此，**此伸展訓練僅推薦給肌肉比較僵硬、沒有脊椎前凸的人來做。**

另外，進行此訓練時，其他下背屈肌不作用。做伸展時，下腰的幅度要小，同時提高臀部的緊繃度，盡量放鬆腰部。練習時，身體容易失去平衡，要特別注意安全。

呼吸與意念的配合 身體往右側轉身伸展時，呼氣放鬆，將左側側屈肌伸展到極限；第二次再配合呼氣放鬆，再到極限；第三次先吸氣、再閉氣，將左側側屈肌肌群往反方向用力對抗，持續5秒。將意念氣血灌注到左側側屈肌肌群中。伸展右側的動作與左側相同，僅方向相反，其他配合方法皆相同。

消除髖部疼痛的易筋術

髖關節是球窩關節，此關節的活動範圍比人體其他關節的活動範圍更大。隨著年齡的增長和身體活動的減少，人們必須持續伸展肌肉群以保持關節的靈活性和活動範圍。髖部位於身體的中部，多注重力量訓練和關節的柔韌性鍛鍊，可以減少、甚至預防許多髖部疼痛的問題。

・雙人伸展除痛・

動作要領

1. 被操作者仰臥位，右腳屈膝側、放在墊上，左腳屈膝、輕踩在操作者的髖骨上方處。
2. 操作者面朝被操作者，左手按其右腳關節內側，右手按壓於被操作者的左膝蓋。
3. 被操作者鼻吸口呼。深吸氣後，緩慢呼出。呼氣時，操作者身體往前，右手用力壓住被操作者的左腿膝蓋，牽拉至其最大限度時，持續 30 秒。
4. 叮囑被操作者鼻吸口呼，用其 50% 的力量將兩大腿內收，拮抗阻力持續 5 秒。
5. 被操作者鼻吸口呼。呼氣後，操作者協助還原。以上為伸展左側的動作，伸展右側的動作與左側相同，僅方向相反。

右手壓左膝

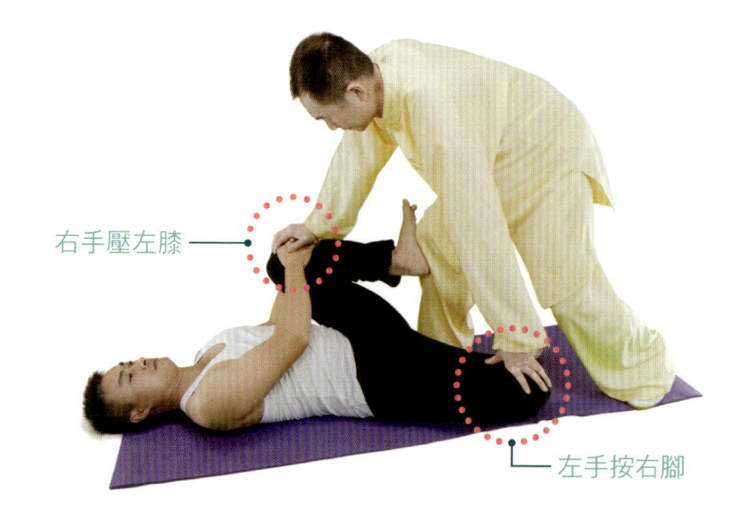

左手按右腳

呼吸與意念的配合

操作者右手用柔勁將被操作者左膝往其身體方向按壓時，被操作者配合呼氣放鬆，將腿部內側肌群伸展到極限；第二次再配合呼氣放鬆，再到極限；第三次先吸氣、再閉氣，大腿部肌群往反方向用力對抗，持續5秒。將意念氣血灌注到腿部足少陰經筋中。伸展右側的動作與左側相同，僅方向相反，其餘配合方法皆相同。

治療作用

用於恥骨肌、內收長肌、股薄肌、內收短肌、內大收肌進行伸展修復。對髖關節外展受限的人，有較好療效。

·自我伸展除痛·

▶ 髖外迴旋肌和髖伸肌伸展

動作要領

　　坐在地上，左腿往前方伸直；屈右膝平擺、抵住左大腿內側；盡量往左膝彎腰，直到開始有點拉筋的感覺（微疼）；彎腰時，左膝盡量往地面壓。以上為伸展左側的動作，伸展右側的動作與左側相同，僅方向相反。

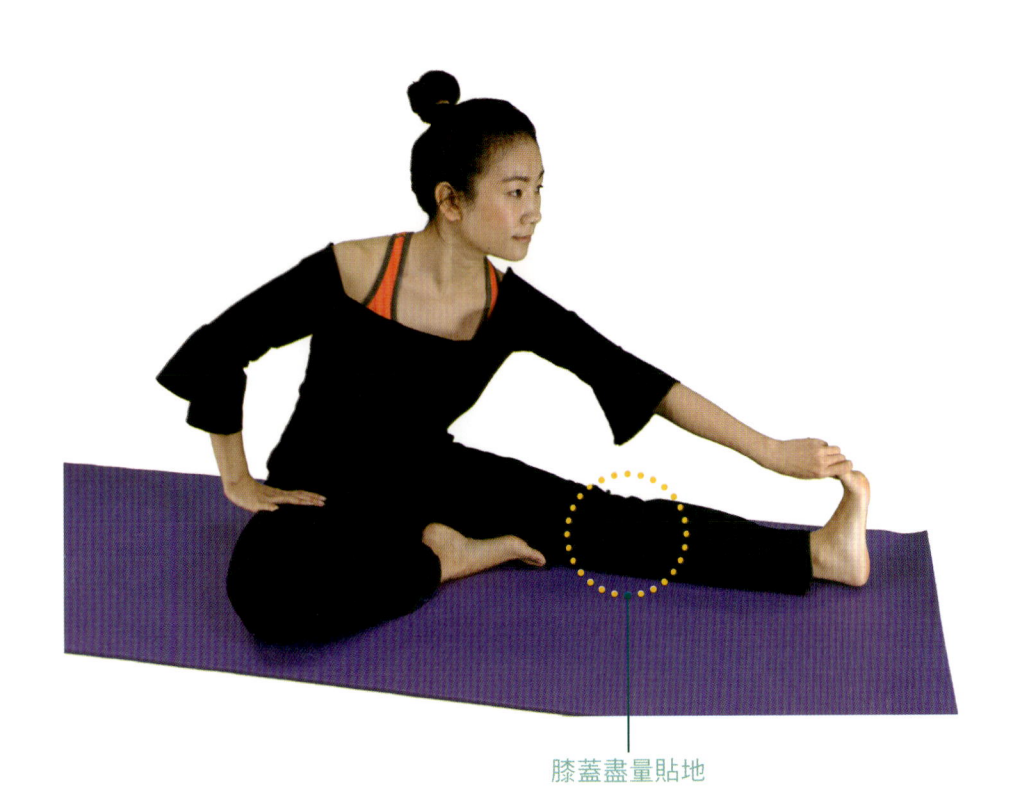

膝蓋盡量貼地

| 肌肉分析 | 身體右或左側伸展度最大的肌肉：臀中肌和臀小肌、梨狀肌、上孖肌和下孖肌、閉孔外肌和閉孔內肌、股方肌、豎脊肌、背闊肌下部。
身體左或右側伸展度最大的肌肉：半腱肌、半膜肌、股二頭肌、臀大肌、腓腸肌。 |

| 動作分析 | 從髖關節部位往前彎腰，**保持軀幹平直**。軀幹右傾會減少身體右側伸展度最大的肌肉的伸展，增加身體左側伸展度最大的肌肉的伸展。軀幹左傾同理。 |

| 呼吸與意念的配合 | 身體往前下壓時，呼氣放鬆，將髖部肌群伸展到極限；第二次再配合呼氣放鬆，再到極限；第三次先吸氣、再閉氣，將髖部肌群往反方向用力對抗，持續5秒。將意念氣血灌注到髖部肌群中。伸展右側的動作與左側相同，僅方向相反，其他配合方法皆相同。 |

▶ 髂伸肌和背伸肌伸展

動作要領

在舒適的平面仰臥，朝胸部方向屈右膝；保持左腿平直，雙手抓住右膝，盡量往胸部方向拉。以上為伸展右側的動作，伸展左側的動作與右側相同，僅方向相反。

肌肉分析 ⟩ 伸展度最大的肌肉：臀大肌、豎脊肌、背闊肌下部。

動作分析 ⟩ 將膝部往腋窩、而不往胸部方向提拉，可以增強肌肉伸展。雙腿可以同時進行訓練。

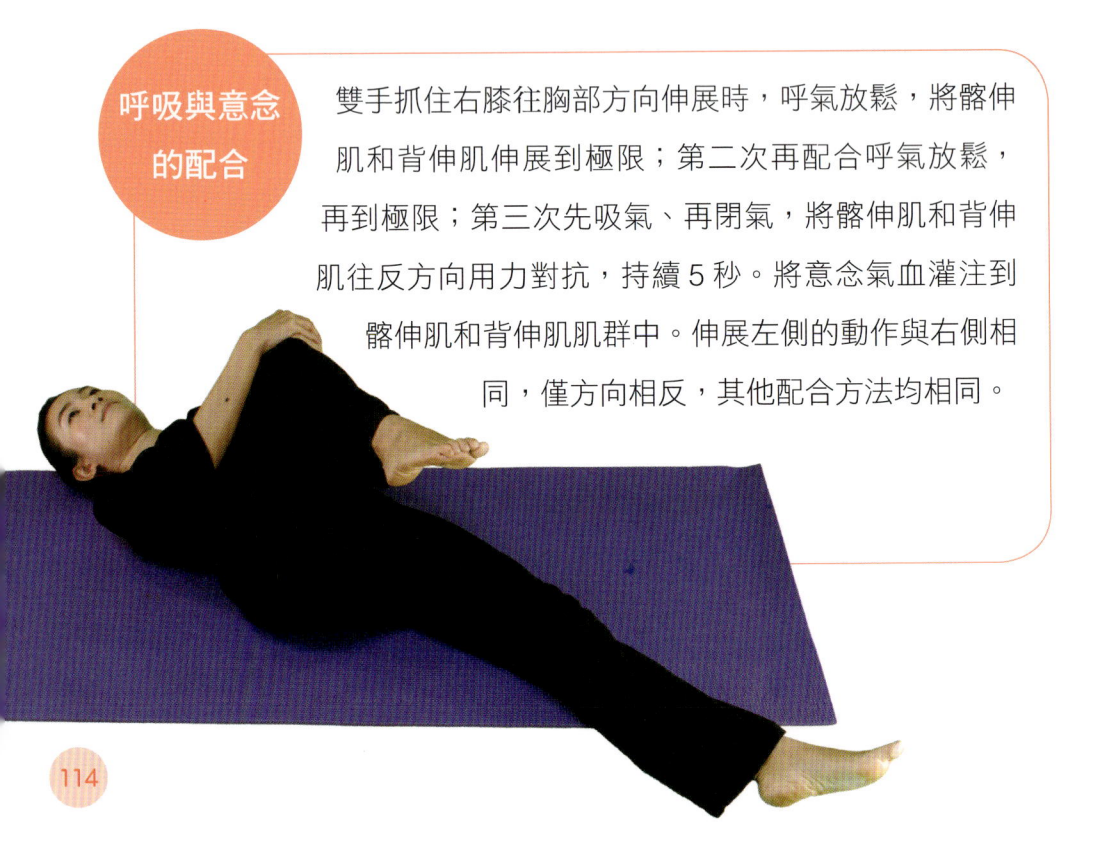

呼吸與意念的配合

雙手抓住右膝往胸部方向伸展時，呼氣放鬆，將髂伸肌和背伸肌伸展到極限；第二次再配合呼氣放鬆，再到極限；第三次先吸氣、再閉氣，將髂伸肌和背伸肌往反方向用力對抗，持續5秒。將意念氣血灌注到髂伸肌和背伸肌肌群中。伸展左側的動作與右側相同，僅方向相反，其他配合方法均相同。

消除膝蓋、大腿疼痛的易筋術

控制膝蓋運動的絕大多數肌肉都分布在大腿上，伸展這些肌肉可以減輕肌肉的緊繃和疼痛感。大腿肌肉痠疼和緊繃是很常見的現象，只要平常堅持做易筋伸展的訓練，既可迅速減輕肌肉的緊繃和疼痛感，也可減輕肌肉長期的緊繃和疼痛感。

・雙人伸展除痛・

動作要領

1. 被操作者仰臥位，雙下肢自然伸直。
2. 操作者跪立在墊上，面朝被操作者，要求其右腳伸直，腳後跟靠在操作者肩膀上，操作者雙手環抱於被操作者膝蓋。
3. 被操作者鼻吸口呼。深吸氣後，緩慢呼出。呼氣時，操作者身體輕往前壓被操作者的大腿，牽拉至其最大限度時，持續 30 秒。
4. 要求被操作者鼻吸口呼，用其 50% 的力量前伸大腿，拮抗阻力持續 5 秒。
5. 被操作者鼻吸口呼。呼氣後，操作者協助還原。以上為伸展右側的動作，伸展左側的動作與右側相同，僅方向相反。

雙手環抱膝蓋

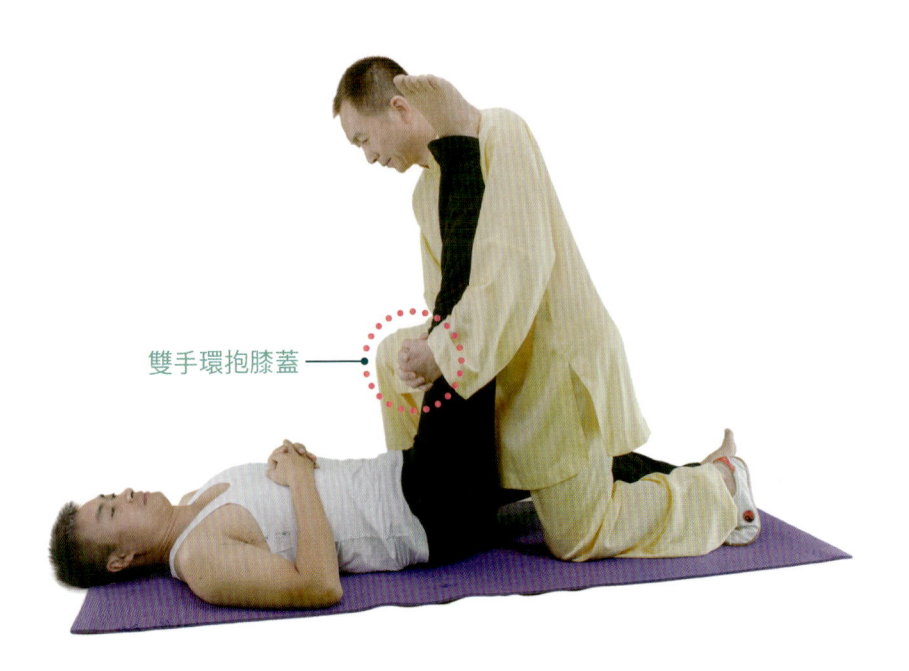

呼吸與意念的配合

當被操作者右或左腿伸直靠在操作者肩上、操作者用柔勁將被操作者右或左腳往其頭部方向按壓時，被操作者配合呼氣放鬆，達到腿部伸展極限後停止；第二次再配合呼氣放鬆，再到極限；第三次先吸氣、再閉氣，大腿肌群往反方向用力對抗，持續 5 秒。將意念氣血灌注到腿部足太陽經筋中。

治療作用

用於修復膕旁肌、股二頭肌的損傷。對膝關節屈伸受限的人，有較好療效。

・自我伸展除痛・

▶ 坐姿屈膝肌伸展

動作要領

　　右腿伸直坐在地上，左腿側屈，兩手放在大腿兩旁；彎腰，往腿的方向低頭；膝蓋後部緊貼於地面；身體往前彎腰時，手沿著腳的方向滑動，放於右腿的旁邊。以上為伸展右側的動作，伸展左側的動作與右側相同，僅方向相反。

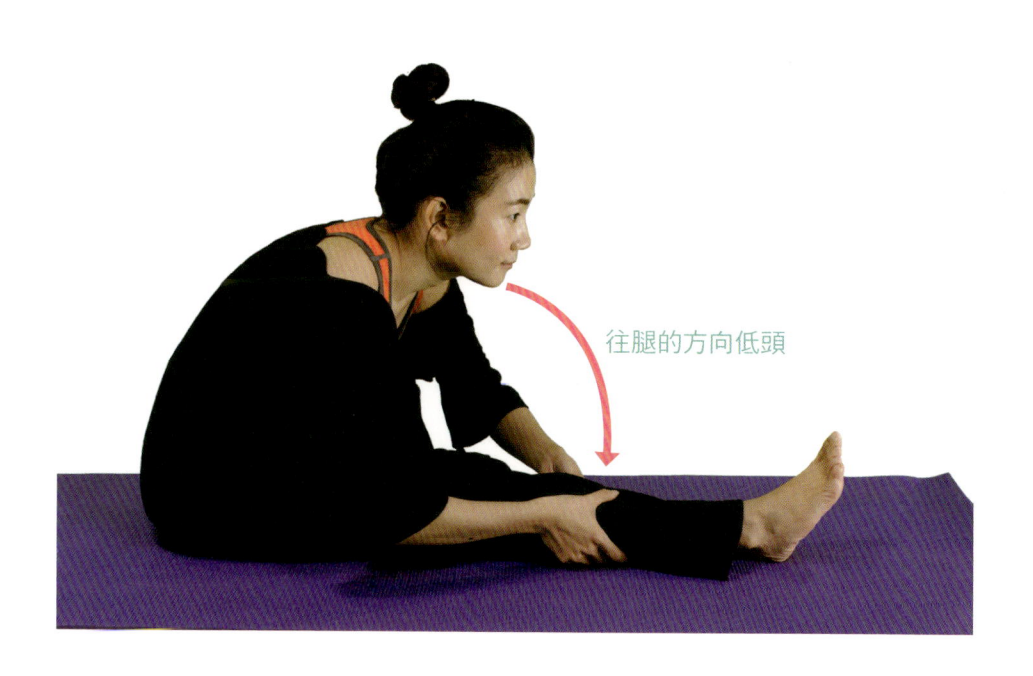

往腿的方向低頭

| **肌肉分析** | 伸展度最大的肌肉：半腱肌、半膜肌、股二頭肌、臀大肌、腓腸肌、豎脊肌。 |

| **動作分析** | 為了最大程度地伸展膝屈肌，**在做動作時不要屈膝，不要讓骨盆往前或往後傾斜**。另外，盡可能地將軀幹作為一個整體往前屈，把重心放在兩腿之間。 |

| **呼吸與意念的配合** | 當軀幹前屈時，呼氣放鬆，將屈膝肌群伸展到極限；第二次再配合呼氣放鬆，再到極限；第三次先吸氣、再閉氣，屈膝肌群往反方向用力對抗，持續5秒。意念氣血灌注到屈膝肌群中。左右動作相同，僅方向相反。

作者簡介

·鄢行輝·

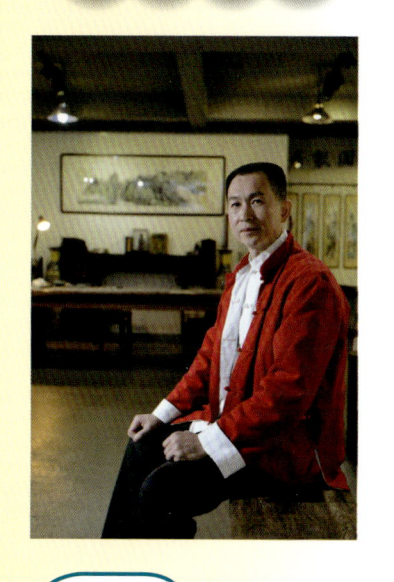

【座右銘】修禪心、築武魂、循醫道

福建中醫藥大學教授、廣西中醫藥大學客座教授、國際針灸師、中醫專長醫師。針灸技藝師承中國工程院院士、國醫大師石學敏教授，骨傷醫技師承中國名老中醫王和鳴教授。

世界中醫藥學會聯合會骨傷專業委員會常務理事、中華中醫學會學術流派傳承分會委員、國際武道聯盟養生協會主席、國際武道黑帶八段、中國大學生體協民族傳統體育分會健身項目專業委員會主任、全國高等中醫藥教育學會傳統保健體育研究會專家委員、福建省太極拳協會副秘書長。

長期從事傳統養生保健教學與研究，致力於推廣傳統養生文化，已發行十七輯南少林武術教學光碟，出版個人專著十二部，創建具有中國特色的醫體結合的健康管理系統——南少林大易筋人體修復體系。

根據傳統中醫理論，應用「易筋」、「易骨」、「洗髓」的方法，激發人體潛能，提高人體自我修復能力，將中醫導引處方、傳統針灸、南少林整脊理筋療法，融入運動損傷及「痛症」的防治中。

作者簡介

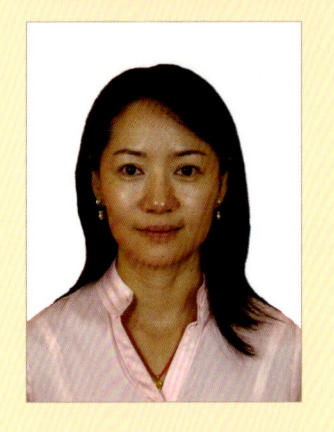

·王 嶸·

現任福建體育職業技術學院教授。國家社體中心健身瑜伽高級教練員、中級晉段官、湖南師範大學民族傳統文化研究所特聘研究員、福建省體操協會快樂體操委員會副主任。

先後在中國及國外重要學術期刊上發表專業文章二十餘篇，主持參與多項省部級、廳級課題研究，主編、參編多部國家規劃教材，編著三本太極養生書籍及一本瑜伽專著，「運動拉伸處方」獲得國家版權中心電腦軟體著作專利一項，目前主要從事瑜伽、形體、健美操專業課教學。

作者簡介

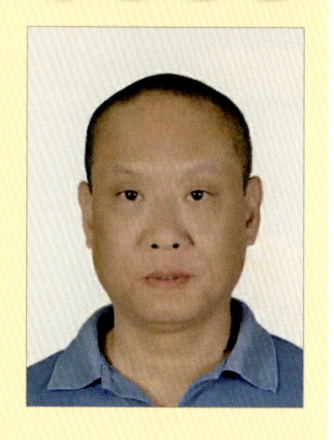

・林 輝・

　　副教授。國家健身氣功一級社會指導員、健身氣功五段、全國大學生民族傳統體育分會健身氣功專委會委員。

　　先後主持省部級課題一項、廳級課題兩項、校級課題兩項，任十二五、十三五規劃各一部教材副主編、福建中醫藥大學體育部四部教材副主編。指導學生參加全國傳統保健運動會奪得金牌二十餘枚，1995年獲得全國大學生武術比賽「優秀教練員」稱號。

國家圖書館出版品預行編目資料

南少林易筋經：達摩祖師的養生術／鄢行輝、王嶸、林輝合著.——初版.——臺中市：晨星出版有限公司，2025.06
面；公分.——（健康與運動；41）

ISBN 978-626-420-117-9（平裝）

1. CST：氣功　2. CST：養生　3. CST：健康法

413.94　　　　　　　　　　　　　　　　　　114005545

健康與運動 41

南少林易筋經
達摩祖師的養生術

可至線上填回函！

作者	鄢行輝、王嶸、林輝
主編	莊雅琦
執行編輯	洪　絹
校對	洪　絹、林宛靜、莊雅琦
網路編輯	林宛靜
封面設計	葉馥儀
美術編排	林姿秀
創辦人	陳銘民
發行所	晨星出版有限公司 407台中市西屯區工業30路1號1樓 TEL：04-23595820　FAX：04-23550581 E-mail：service-taipei@morningstar.com.tw http://star.morningstar.com.tw 行政院新聞局局版台業字第2500號
法律顧問	陳思成律師
初版	西元2025年06月01日
讀者服務專線	TEL：02-23672044／04-23595819#230
讀者傳真專線	FAX：02-23635741／04-23595493
讀者專用信箱	service@morningstar.com.tw
網路書店	http://www.morningstar.com.tw
郵政劃撥	15060393（知己圖書股份有限公司）
印刷	上好印刷股份有限公司

定價 350 元
ISBN　978-626-420-117-9

（缺頁或破損的書，請寄回更換）
版權所有，**翻印必究**

本書透過四川文智立心傳媒有限公司代理，經福建科學技術出版社有限責任公司授權，同意由晨星出版有限公司在港澳台地區發行繁體中文紙書及電子書。非經書面同意，不得以任何形式任意重製、轉載。